法國藥師的居家芳療配方

嚴選 55 種精油與 250 種醫療級配方，守護全家人的健康

丹妮兒・費絲緹 Danièle Festy、伊莎貝爾・帕奇歐尼 Isabelle Pacchioni——合著

蕭筌——譯

GUIDE DE POCHE
D'AROMATHÉRAPIE

國家圖書館出版品預行編目(CIP)資料

法國藥師的居家芳療配方：嚴選55種精油與250種醫療級配方，守護全家人的健康/丹妮兒.費絲緹(Danièle Festy)，伊莎貝爾.帕奇歐尼(Isabelle Pacchioni)合著；蕭筌譯. -- 初版. -- 新北市：大樹林出版社，2025.03
面；　公分. -- (自然生活；63)
ISBN 978-626-7592-07-6(平裝)

1.CST: 芳香療法 2.CST: 香精油

418.995　　113020479

系列／自然生活 63

法國藥師的居家芳療配方

嚴選55種精油與250種醫療級配方，守護全家人的健康

作　　者／丹妮兒•費絲緹（Danièle Festy）、伊莎貝爾・帕奇歐尼（Isabelle Pacchioni）
譯　　者／蕭筌
總 編 輯／彭文富
主　　編／黃懿慧
校　　對／邱月亭、楊心怡（@amber_editor_studio）
封面設計／Ancy Pi
排　　版／菩薩蠻數位文化有限公司
出 版 者／大樹林出版社
營業地址／23357新北市中和區中山路2段530號6樓之1
通訊地址／23586新北市中和區中正路872號6樓之2
電　　話／(02) 2222-7270　　傳　　真／(02) 2222-1270
E-mail／editor.gwclass@gmail.com
官　　網／www.gwclass.com
Facebook／www.facebook.com/bigtreebook
發 行 人／彭文富
劃撥帳號／18746459　　戶　　名／大樹林出版社
總 經 銷／知遠文化事業有限公司
地　　址／22203新北市深坑區北深路三段155巷25號5樓
電　　話／02-2664-8800　　傳　　真／02-2664-8801
初　　版／2025年03月
定　　價／420元　　港　　幣：140元
I S B N／978-626-7592-07-6

必讀！

一本超級簡單又實用的芳療聖經，由兩位專業人士共同撰寫，用於緩解日常的各種不適。

《Top Santé》
（《超健康》雜誌）

精油

這本小冊子是學習和理解精油使用的絕佳精華版。

一位女性讀者

初學者的書

我喜歡這本書的簡潔。若你是新手，這本書非常適合你：清晰、精確。是精油使用初體驗的理想之選。

一位男性讀者

警示

此書無法取代醫療諮詢。

目錄

Contents

02 Part

家庭自我照護 55種精油的

03 Part

植物油的6個Q&A

04 Part

搭配精油療癒自己最實用的20種植物油，

05 Part

純露的4個必修知識

06 Part

日常生活中最實用的6種純露

引言

Preface

這本書在同類書籍中獨樹一幟。它是由兩位在各自領域有所成的專家共同撰寫的結晶，匯集了以芳療照護之最先進、最實用且最有效的資訊和建議。適合所有希望掌握自己健康的人，適合有小小孩（義大利永久花針對瘀青、撞傷和腫塊非常有效）和青少年（對抗呼吸系統感染或青春痘，沒有什麼比芳療更有效了）的媽媽，以及所有那些因消化不良、睡眠品質不佳、背痛、牙齦疼痛或是反覆出現偏頭痛而被「毒害」的人。這影響了很多人！

只要正確而恰當地使用精油，這確實是全家大小日常療癒的理想選擇。精油極其有效、可靠、天然，滿足人們與日俱增的需求，快速而能妥善地療癒自己，同時兼顧尊重自己的身體。這正是「醫學之父」希波克拉底提出的基本原則：「第一，不要造成傷害」。

讓人覺得舒服、香香的、令人著迷的精油對抗微生物或疼痛卻很勇猛，對付壓力毫不留情。柔中帶剛，有如鐵沙掌隱身於絲絨手套！

是問題？還是解方！

每種狀況都有其對應的精油：松樹、桉油醇樟、澳洲尤加利或西伯利亞冷杉讓空間充滿香氣（同時消滅微生物），穗花薰衣草能舒緩灼傷，而真正薰衣草則讓人放鬆和緩解抽筋，月桂和檸檬尤加利能舒緩疼痛，茶樹或檸檬香茅能抗黴菌感染，胡椒薄荷促進消化……總之，精油讓我們每天生活得更美好。

書中所提供的建議極其實用，而且人人都可以輕鬆上手。然而，儘管我們的建議是可靠和安全的，但絕不能取代醫療建議。若是你的整體狀況令人擔憂（高燒、症狀異常、極度疲勞、劇烈疼痛等），或是兒童或體弱的人（病人、長輩、身心障礙者），建議諮詢醫生。此外，精油的作用非常迅速效果驚人，若你的狀況沒有很快改善，可能是因為診斷錯誤，或是沒有對症使用精油。請諮詢醫生或藥師，以免延誤適當的治療。

人類自古以來就已開始依據經驗使用精油，

特別是以薰香或按摩的方式。

在西元前4000年的古埃及，

人們已用這些珍貴的植物成分來為逝者進行防腐處理：

還好有精油，

法老的遺體才能在卓越的保存狀態下穿越時空倖存至今！

但是，

歷史卻更偏愛記錄埃及人在製造啤酒工藝的成就，

他們在這方面也是大師級的專家……

直到1887年，錢伯蘭（Chamberland）才開始研究野馬鬱蘭、

丁香花苞和肉桂精油對炭疽桿菌（Bacillus anthracis）的作用。

隨後的研究終於證實了精油的抗菌和抗真菌（抗黴菌）能力，

具有非常廣泛的「抗眾菌」效果：

一小瓶精油就能有效對抗許多可怕的病菌！

01

Part

精油的 23個Q & A

01 精油是什麼？

精油是最強的植物萃取物。然而不是所有的植物都含有精油，只有那些被稱為「芳香」植物才能萃取，是植物的精華。當你剝柳橙或橘子，或是將一株薰衣草靠近鼻子時，聞到散發的香氣，就是精油的氣味，它經過蒸餾或機器壓榨後變成精油。這種香味不僅帶來舒服的芳香氣味，還包含了具有強大療癒作用的化學分子。

其中一些化學分子具有抗菌作用，或抗病毒功能，其他還有舒緩或促進癒合的作用。含精油的植物、花朵和其他樹木如果沒有它們自己的精油就無法存活，因為精油能保護它們免受外界的任何侵害和攻擊。

02 芳香療法是什麼？

這是精油用於療癒的使用方法。直到**1930**年才出現芳香療法這個詞彙，它是植物療法的一個分支。植物療法採用植物的各個部位，有很多不同的運用形式（花草茶、乾燥濃縮或液體萃取物、浸泡、糖漿、新鮮植物的完整懸浮液等）。

在芳香療法中，通常只使用植物的一部分，有時是整株植物。萃取精油的技術比植物療法使用的方法更為精細。所得到的精油用在治療上非常有效，所以使用時需要特別小心謹慎。

03 如何從植物萃取精油？

萃取方法依據使用的植物而異。例如萃取肉桂皮和紅桔精油的方式不同。最常見的兩種萃取方法是：

1）**蒸氣蒸餾法**：最普遍的方法，因為它適用於大多數植物：我們「送出」水蒸氣滲透穿過植物，從中載走植物的揮發性物質，然後經由一種特殊的裝置，透過冷卻來「回收」這些物質，即為**精油**。

2）**壓榨法**：以機器壓榨植物的相關部位以汲取精華，典型的例子是柑橘類的果皮：柳橙、檸檬、紅桔。汲取的結果稱為**精質**。

結論：精油被認為是植物的精髓。這就是為什麼精油很小瓶卻昂貴，但每次只需使用幾滴。

因此，也能理解為什麼使用精油時用量需要很精確和態度嚴謹。一滴就是一滴，不是兩滴！

04 精油有什麼特性？

精油含有神奇豐富的多樣生化分子，往往超過**200**種，因此每種精油都擁有多種特性。與通常只包含一種活性分子、對應一種特性的傳統藥物不同。

此外，所有精油幾乎都有抗菌特性。別忘了，精油最初的角色是自然而然地保護植物本身，免於疾病、寄生蟲入侵等傷害。

05 精油如何發揮作用？

精油的療癒效果來自於它極為強大而複雜的化學成分。某些分子可以殺死細菌，有些會阻止細菌繁殖，還有能幫助修復受損的皮膚，激勵或減緩大腦中神經傳遞物質的交換（這說明了許多精油對神經系統疾病有顯著的功效）。

06 精油塗抹在皮膚上，如何能治療體內的器官？

當塗抹精油於皮膚時，活性成分飛快地穿透表皮進入血液循環。經由血液，精油到達生病的器官。

這就是為什麼用澳洲尤加利精油按摩脊椎或腳底（目的是治療支氣管炎）幾分鐘後，吐氣時就會散發出令人愉悅的……澳洲尤加利香氣！這個是因為活性成分進入血液循環並到達肺部。對於消化系統或泌尿系統、神經系統失調、頭痛等也是如此。此外，精油不僅快速有效地發揮作用，而且能在體內維持活性很久（約**6**小時）。

這就是為什麼在這本書中，我們常常建議透過外用方式來處理一般問題，而不僅僅是為了改善皮膚狀態。

你可能會問，這些效果是否經過測試和證實？答案是：有的，已經過多次驗證！以頭痛為例。在這個適應症中，以胡椒薄荷精油（局部塗抹）進行兩項對照安慰劑和1g普拿疼的臨床試驗。結果顯示胡椒薄荷精油優於安慰劑，且與普拿疼的效力相當。

至於真正薰衣草精油，只要配合穴位*按壓使用，就能緩解因頸部肌肉緊縮的緊張型頭痛。研究報告顯示它迅速（對某些人來說，使用5分鐘後就有效）且持久的緩解效果（在隨後的12小時內沒有「復發」）。這對所有頭痛患者來說，真是夢寐以求的解方，加上現在有小的「止頭痛」滾珠瓶，其中含有多種鎮痛精油，使用起來非常便利，可以放入手提包，並在出現症狀時立即使用。

補充說明

也就是塗抹在正確的部位，臉部、頭和頸部的特定點。

07 精油真的有效嗎？

它的效果非常驚人！幾世紀以來我們已有很多經驗證明，因為芳香療法是最古老的醫學之一，如果它「倖存」下來，必有其原因。更重要的是，有超過25,000篇高品質的科學研究，都發表在醫學期刊上（可以在非常嚴謹的Medline網站上查閱，該網站彙集了所有通過第三方專家驗證的國際醫學研究）。具體來說，所有使用精油的人都對它的效果感到驚訝，並對它的快速見效感到開心！

08 真的可以透過精油擴香來為家裡或辦公室淨化空氣嗎？

是的，這是達到這個目的的最佳方法之一，而且結果確實很驚人！沒有什麼比這更有效來預防上呼吸道感染的流行病：尤其是防止它在家裡或辦公室擴散。室內空氣品質差會導致呼吸系統疾病、加重症狀以及變成慢性病，而且還不利於修復性睡眠，擴香真能讓我們全面獲勝啊！

精油抗病毒、抗細菌、抗塵蟎和抗真菌的效果早已被廣泛證實。

以「含**41**種精油的樸萃淨化噴霧（Puressentiel Assainissant）」（樸萃實驗室）的研究為例。這產品已通過測試，對抗最常見的病毒、細菌和真菌（酵母和黴菌，家中常出現的不速之客）的特性。

總共有**15**篇科學研究和測試驗證了這款噴霧淨化室內空氣（家中、辦公室、車內等）的效果和高耐受性，使人每天呼吸更健康的空氣。它能抑制疫情和過敏源的擴散，就連氣喘患者也很能接受。

《氣喘病雜誌》（***Journal of Asthma***）（國際知名期刊）亦發表了一項研究，證實輕度至中度過敏性氣喘患者長期使用這款淨化噴霧的良好耐受性。

這款噴霧的配方可生物降解，因此對我們的生態系統沒有毒害。

請注意：針對塵蟎、衣蛾、疥瘡和床蝨，可以選用一款特殊配方（抗寄生蟲織品噴霧）。理想的作法是，避免從旅行中帶回任何會爬或會飛的小小不速之客（噴於衣物、行李箱或包包以及行李箱的小輪子），從家中除去這些有害小生物，並擁有一個健康和受天然噴霧庇護的居所！

09 在哪些情況下不要使用精油？

在大多數情況下，出於安全考量，孕婦在整個懷孕期間不應口服精油（除非在某些情況下並有專業治療師指導）。在外用方面，她們只在特殊情況下才使用。

請記住，作為預防原則，除非有醫生處方，否則最好在整個懷孕期間避免口服精油。對於哺乳期的婦女也是如此，因為精油成分會進入母乳。

此外，還有其他使用限制，並非所有精油都適用於所有族群。幼兒（7歲以下）只能使用適合其年齡的精油、劑量和使用方式。癲癇患者、年長者或患有慢性疾病的人，在使用某些精油前應諮詢專業建議。

10 為什麼只能在可信賴的銷售管道購買精油？

因為真的有精油黑市交易。由於大眾的需求量大，到處充斥著仿製品和劣質品。即使在有些稍微「專業」的商店中，也會發現一些純度不一的精油，有時還摻雜合成分子（非天然，因而無效甚至危險）。

在法國，建議大家在藥局或藥妝店購買精油*，因為這些銷售點的製造商必須提供非常完整的品管文件，而且藥師負責檢查每次送貨時的產品檢驗數據，為自家出售的商品負責。他們很了解自己的供應商，而供應商也很清楚自己的製造商：可追溯性是完整的，一旦有了問題，可以很容易找到批次。

然而在市場或紀念品商店則不是這樣。再說，你知道嗎？在十五世紀，藥師被稱為……***aromatherii***（香料）？這說明了精油在療癒方面的重要性，而早在那個時代就開始了！

補充說明

在台灣，建議在具有商譽的精油店家購買，避免購買到品質不良的精油。

11 精油可以用於嬰幼兒*的身上嗎？

可以！他們甚至特別容易接受。但對於3個月以下的嬰兒和7歲以下小孩，某些精油是禁用的。從7歲開始，大多數的精油都可以在遵循特定條件下使用，像是調整劑量，使用方式最好是用塗抹皮膚的方式。一般來說，可以將成人使用的精油滴數除以2或4（依據孩子的年齡和體重而定）。

在第一次給孩子使用精油之前，請務必尋求專業建議。

補充說明

嬰兒＝0～3歲；幼兒＝3～8 歲。

12 為什麼必須先將精油與植物油調合，才能塗抹於皮膚？

因為多數的精油太強，不能直接純油使用，尤其是用在大範圍的皮膚上，可能會刺激皮膚。由於精油不溶於水，必須將它與油脂（植物油）或專為它設計的物質（泡澡和淋浴用的中性基劑——沐浴鹽、無香沐浴乳）混合。

每種植物油也有其自身的特性，這些特性可以增強精油的效果。例如，甜杏仁油具有舒爽和鎮靜的功效，非常適合3歲以下的寶寶。瓊崖海棠油能改善血液循環。

13 精油危險嗎？

精油很強。特別是如果使用不當（診斷錯誤、劑量不對、不當的使用方式、不合適的量……），可能會產生副作用。通常後果是輕微的，但有時可能非常嚴重：刺激、過敏、荷爾蒙失調甚至癲癇。但這些副作用僅限於不當使用精油而造成的。每種精油的毒性劑量各不相同。如果遵循本書詳細的使用建議，當然就無需擔心。

14 為什麼精油的名稱如此精確？

因為芳香療法是一門精確的科學。這就是為什麼在精油的名稱（例如「百里香」）要加上所屬的化學類型（例如「沉香醇」）。實際上，百里香種類繁多（側柏醇、沉香醇、百里酚等），每種都有其專有的特性。具體來說，沉香醇百里香對於耳鼻喉問題非常有效，而且對於小孩子來說完全沒有危險（前提是嚴格遵守建議的使用方法），而百里酚百里香則不然。所有精油都是如此，例如真正薰衣草與穗花薰衣草的特性不同，以此類推。

15 精油可以當保養品使用嗎？

當然可以！許多精油對我們的皮膚、頭髮和指甲有美化作用，有些甚至能幫助消除橘皮組織……由於精油能穿透皮膚屏障，因此它先作用於表面，再深入體內運作，是**100%**安全而有效的天然保養品！例如經常使用天竺葵、芳樟（或花梨木）或茶樹可以讓我們變得更美，而依蘭或永久花也是非常珍貴的保養成分。我們把精油加入植物油裡調合使用，也可以加入護膚霜、洗髮精或面膜。

16 為什麼有些精油比較貴？

品牌之間的明顯價格差異往往是因為品質差異造成的。例如，若你發現某個品牌的真正薰衣草精油比另一個品牌便宜得多，可以肯定的是，前者對品質的要求較低（例如，產品來自不信賴國家，沒有品質管控，或者是精油萃取自另一種活性成分較少的變種植物，或者摻假、稀釋，甚至是化學合成的）。

此外，即使精油在同等級條件的比較下，熏陸香精油的價格約為茶樹精油的三倍。這完全正常喔，因為這個價格直接反映了植物的「萃取率」。

有些植物能產出大量的精油：例如丁香花苞，**10**公斤可以萃取**1**公斤精油，而有些植物則不然，例如玫瑰，**100**公斤的花朵只能萃取幾公克精油！

這種變動的萃取率，就是形成精油之間有巨大價格差異的原因。

17 如何確保買到高品質精油？

市面上有不同品質的精油，甚至有「假」精油（合成香料），對健康毫無作用：這些產品多數是用在香氛和居家除臭。精油最大的消費群是香水業、保養品、農業食品產業和清潔劑行業。

在這種情況下，我們只以較低的成本尋求精油的香氣或增加香味的品質。只有**100%**天然和**100%**純精油具有真正的療癒特性，而且**100%**有效。這樣的精油才能處理和預防許多日常病痛。請在精油瓶標籤上尋找HEBBD（有植物學和生化方面確認的精油）、BIO（有機耕作的植物）或「100%**純精油、天然和化學類型**」的標示。

無論哪一種標示，都會提供與精油相關的植物原產地、萃取部位和生化概況的所有必要的詳細資訊。

- 這些標示載明獨一無二的拉丁學名才夠精確。這樣才能避免使用俗名的問題。特別是當有多種「相似」精油時，如各種薰衣草或百里香，拉丁學名可以讓世界各地的植物學家說同一種語言。
- 葉子、嫩芽、樹皮、花朵……標示*萃取部位* ***(o.p.= l'organe producteur)*** 也能增加精確度，因為有些品種的植物依據蒸餾的部位會產出不同的精油。
- *生化特性* ***(s.b.= les spécificités biochimiques)*** 也是個重

要的指標，確切說明瓶中精油的獨有特性。實際上，這些特性依據不同的國家、土壤、氣候、海拔等因素會有很大的變化。

18 精油一定是有機的嗎？

目前要提供一整系列完全「有機」認證的精油是不可能的，有兩個簡單易懂的原因：

1. 用在萃取精油的「有機」植物數量不足，無法滿足市場需求；
2. 許多精油來自遙遠的國家，這些國家的生產者由於財務問題而無法進入有機認證體系。對他們來說，執行這樣的控管機制成本過高。但這並不會改變他們以傳統、不用農藥的方式耕作。

因此，請在精油瓶標籤上尋找「純天然」的標示。「**100%**純天然」的精油是品質保證。

19 現成的產品（噴霧、滾珠、泡澡劑、油膏或按摩油）真的有效嗎？

是的。無論是針對粉刺或頭痛的滾珠、用於淨化空氣的噴霧、處理「日常小皮肉傷」的凝膠，或其他精心配製的調合油

（就像藥局配藥一樣），都是極力推薦的。精油不僅具有協同作用（複方精油比單方精油更有效），而且這些經過研究的配方會避免所有毒性或皮膚刺激的風險。

除此之外，這些現成品提供了舒爽且或合適的質地，如凝膠、噴霧（特殊製劑）或膠囊、陰道栓劑或一般栓劑（藥局配製）。總之，使用這些現成品是符合經濟效益的。以含**41**種精油的樸萃淨化噴霧為例：若購買**41**瓶單方精油來自製噴霧，將所費不貲！

然而，只要是簡單的（最多**3**、**4**種精油）配方，就能自製調合複方產品。實際上，按照建議的滴數，動手調製「自己的」沐浴油是非常愉快的。

20 若已使用順勢療法或藥草，還可以使用精油嗎？

可以。只要在不同時段服用你的處方。在口服順勢療法和精油之間間隔一小時。其他精油的使用方法，如按摩、吸聞則不受此限制。例如，早上**8**點服用順勢療法小糖球或藥草，然後在**9**點服用精油（服用說明見第**31**頁）。總是先服用順勢療法處方，一小時後再服用精油。

21 精油可以保存多久？需要放冰箱嗎？

大多數精油在遵守一些嚴格的存放條件下，可以妥善保存**3～5**年。存放在遠離空氣、熱源和光線的地方，尤其是柑橘類（檸檬、紅桔等）或熏陸香精油，

甚至需要避開聚光燈或鹵素燈。在室溫下，放入關起來的櫃子裡——孩童拿不到的地方——就很完美了。

22 使用精油發生「意外」時要怎麼處理？

外用問題：如果一滴精油不慎滴入眼睛，或是塗抹處的皮膚感到「灼熱」，請務必想到「植物油」。用植物油（甜杏仁油、葵花籽油、橄欖油，任何一種植物油都可以）浸泡該部位，以稀釋精油並能立即緩解疼痛。

內服問題：例如，如果不幸吞了半瓶精油，請**立即**撥打所在地區的中毒控制中心和／或救護車*。**不要等到出現症狀才求助。不要喝任何東西（不喝水、不喝牛奶、不喝油！），不要催吐，請遵循指示。**

編註

台灣是撥打119，若手機沒訊號，可撥打緊急救難專線112按9，會轉接所在地119。

23 如何使用精油？

口服

因為精油不溶於水（非「水溶性乳化」），所以不應直接加入水或花草茶中，而是與一些蜂蜜、植物油調合服用，或是滴在方糖或中性錠片（如：維他命C錠）。也可以在烹飪時使用，將精油加入菜餚，有何不可呢。況且有些精油特別適合入菜，如羅勒或真正薰衣草精油。

吸聞

可以藉由呼吸來享受精油的好處，透過乾式吸聞（滴在手帕上）或濕式吸聞（使用蒸鼻器或一碗熱水）。或在擴香儀中滴入幾滴精油，或滴在法國利摩日（Limoges）生產的陶瓷擴香石。非常適合小空間的香氛或淨化：櫥櫃、衣櫥、洗手間、汽車等。如果沒有這些工具的話，可以放在靠近熱源的玻璃盤或瓷盤，以淨化環境氛圍（辦公室、臥室等）或創造一個溫馨芬芳的氛圍。

請避免直接將裝有精油的碟子或陶土製成的物件放在燈泡上。溫度過熱會破壞精油的天然分子，並降低其活性。

塗抹在皮膚上

精油能迅速穿透皮膚屏障，進入血液循環，再到達需要療癒的「目標」器官。這就是為什麼當我們看到有些建議按摩的地方跟要處理症狀的部位相距甚遠時，不用感到太訝異。這也是為什麼塗抹在足弓的澳洲尤加利精油，能在幾分鐘後讓你口氣清新。

可以將純精油塗抹在皮膚的小部位（割傷、痘痘等），但一般來說，會將精油與「載體」調合使用，通常是植物油、乳霜或凝膠。

泡澡

足浴、手浴、坐浴或是全身泡澡：這些都是享受精油的絕佳方式。精油會透過以下方式發揮作用：

- 藉由皮膚滲透吸收，作用於全身；
- 透過在浴室空氣中的擴散作用，由呼吸道進入體內。

除了放鬆身心，當感覺不舒服時，這真是「額外的好處」！請務必先將精油與泡澡和淋浴用的中性基劑（沐浴鹽、無香沐浴乳、沐浴凝膠、沐浴露，推薦這個是因為不油膩）調合，再稀釋於浴缸水中（水溫不要太熱：最高**37°C**），否則精油會停留在水面，可能會灼傷皮膚。這種中性基劑既溫和、無味又不起泡，適合用於泡澡和淋浴，讓你可以調製屬於自己的的泡澡香氣。

一些關於芳香泡澡或淋浴的精油建議：

- 為了自己開心：真正薰衣草或甜橙
- 促進循環：熏陸香或香桃木
- 預防感冒：澳洲尤加利或西伯利亞冷杉
- 提振精神：歐洲赤松或桉油醇迷迭香

使用在皮膚上的注意事項（按摩、泡澡）

在皮膚上使用精油之前，請做這個測試：用棉花棒在手肘內側塗抹少量精油。12小時後重複此測試，再等12小時。若沒有看到任何反應，就可以使用這款精油。

若出現反應：請用植物油（甜杏仁油或橄欖油）或牛奶清洗掉皮膚上的精油。

建議劑量

此表僅供參考。劑量可能會依據精油和所處理的症狀而有所調整。

建議劑量	針對哪些症狀？
口服	
每日3回，每次2滴，加入：1顆中性錠片、1茶匙蜂蜜、橄欖油或1／4顆方糖。 **除非有特別建議，否則絕不直接口服純精油或與水一同飲用！**對於含有酚類的精油（如野馬鬱蘭、百里酚百里香、冬季香薄荷、丁香花苞），因為對口腔黏膜非常刺激，建議使用膠囊（在藥局訂購）。 除非有醫生處方，否則不得超過以下最高使用量： - 成人：每次2滴，每日最多8滴。 - 7歲以下小孩和年長者：請諮詢醫生或藥師。	消化不良、排泄問題 疼痛 活力與平衡 壓力、睡眠、放鬆 發燒狀態、自然防禦 呼吸系統
泡澡	
針對大浴缸 - 成人：10滴加入1湯匙泡澡和淋浴用的中性基劑、植物油*或牛奶。 - 小孩：6滴。 （*注意，植物油會讓浴缸變得很滑！） 淋浴時：依據精油種類，3～5滴加入1湯匙泡澡和淋浴用的中性基劑。	皮膚 疼痛（關節、肌肉） 活力與平衡 壓力、睡眠、放鬆 呼吸系統 促進循環 減重
足浴	
- 成人：6滴，加入1茶匙泡澡和淋浴用的中性基劑、植物油或牛奶。 - 小孩：4滴。	壓力、睡眠、放鬆 皮膚 促進循環

建議劑量	針對哪些症狀？
擴香	
按照製造商的推薦。若沒有擴香儀：在利摩日生產的陶瓷擴香石上倒5～15滴，或在靠近熱源的小碟上倒4～5滴。20分鐘用15滴。	壓力、睡眠、放鬆 發燒狀態、自然防禦 呼吸系統 驅蚊 淨化空氣
吸聞	
- **乾式吸聞**：直接倒2滴純精油在手帕或枕頭上。必要時可重複多次。 - **濕式吸聞**：在蒸鼻器中加入4～6滴，若沒有蒸鼻器，則在一碗冒煙的熱水中加入6滴。吸入約10分鐘，每天1～3次（使用後不要外出）。	活力與平衡 壓力、睡眠、放鬆 發燒狀態、自然防禦 呼吸系統
塗抹、按摩	
- 成人：6滴加入1茶匙植物油。 - 小孩：4滴。	皮膚 疼痛（關節、肌肉、頭痛） 消化不良、排泄問題 活力與平衡 壓力、睡眠、放鬆 促進循環、減重 發燒狀態、自然防禦 呼吸系統

注意！不要只是粗略估計！

1茶匙＝**5** ml＝**100**～**150**滴。

1ml＝**20**～**30**滴。

例如，千萬不要嘗試將這麼多純精油直接倒入浴缸中！

聰明的做法：有些品牌會在精油瓶上標明滴數／ml的等量關係，這樣就更加精確而實用了，因為不同精油的密度差異會有不同的計量結果！

為了更加安全，請選擇有防止被任意開啟的瓶子，並配有兒童安全鎖的按壓蓋。

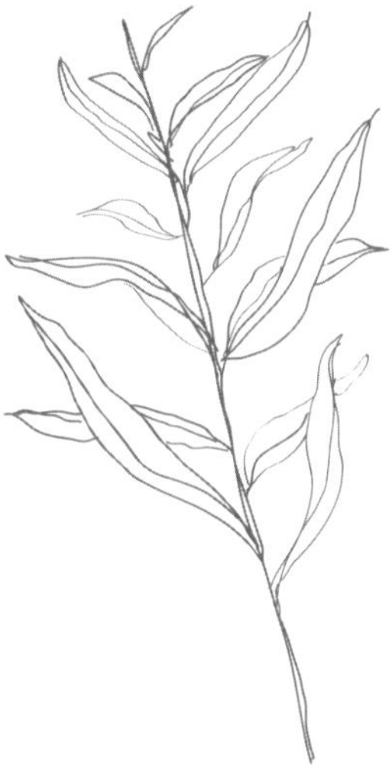

02

Part

55種精油的家庭自我照護

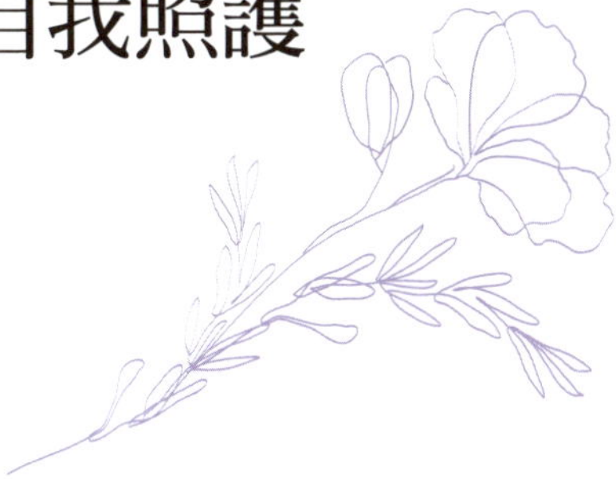

01 熱帶羅勒 *Ocimum basilicum*

主要適應症

- 脹氣
- 打嗝
- 容易痙攣體質

科　　別：唇形科

產　　地：越南、印尼

萃取部位：地上之全株藥草

氣味類型：新鮮、洋茴香味、「像草一樣」

可能的用法

塗抹皮膚 推薦★（稀釋於植物油）。

泡　　澡 推薦（少量：1滴熱帶羅勒精油稀釋於1湯匙泡澡和淋浴用的中性基劑，並搭配其他精油一起使用）。

口　　服 推薦★★，非常低的劑量並短期使用。

吸　　聞 推薦★。

我們之所以喜愛它，是因為……

熱帶羅勒精油具有強效抗痙攣作用，無論是神經或其他原因引起與痙攣相關的疼痛（絞痛、打嗝、容易痙攣體質、經痛），都能緩解。

特性

- **肌肉和神經的抗痙攣、消除疲勞、激勵神經。**
- **促進消化。**
- 精神激勵作用，強化神經。

適應症

- **消化系統問題：**消化不良。
- **痙攣性疼痛：**肌肉抽筋，與容易痙攣體質相關的疼痛（腹痛、呼吸困難）。
- 神經系統：情緒低落、憂鬱、焦慮、缺乏動力、睡眠問題、神經疲勞、記憶力衰退、準備考試。

使用建議

打嗝：

口服 **1**滴熱帶羅勒精油，滴在中性錠片再放入嘴裡融化吸收。

經痛：

塗抹 **2**滴熱帶羅勒精油稀釋於**1**小匙植物油（甜杏仁油、昆士蘭堅果油），輕柔且慢慢以小圈按摩下腹部。

消化系統問題（胃、腸）：花草茶可以舒緩

口服 **1**滴熱帶羅勒精油和**1**滴胡椒薄荷精油，加入**1**茶匙蜂

蜜中，再浸入花草茶（例如馬鞭草，但也可以是菩提茶、香蜂草、複方草本茶……）。

神經系統問題（所有）：

塗抹 **2**滴熱帶羅勒精油稀釋於**1**茶匙植物油（甜杏仁油、昆士蘭堅果油），按摩脊椎兩側、太陽神經叢和／或腳底。早晚塗抹，直至舒緩，最多不超過**3**週。

口服 **1**滴熱帶羅勒純精油，放在舌下或稀釋於橄欖油、蜂蜜或方糖，每日**2**回，持續**2**週。

其他可能的用法

就像使用羅勒一樣，熱帶羅勒精油可用於烹飪。在淡季或沒有新鮮羅勒葉時特別方便。尤其在地中海料理中，是美食的好朋友！可以用它來調雞尾酒和冰沙…… 但一定要極為節制地使用！每位客人最多只用**1**滴。

食譜

只需將1滴熱帶羅勒精油（不超過1滴）稀釋於2湯匙橄欖油，然後淋在沙拉、生菜、生魚或熟魚、麵食上。這也是迅速調味番茄莫札瑞拉沙拉的好方法。

禁忌症和注意事項

- 關於孕婦或哺乳期婦女以及過敏的注意事項，請參閱引言。
- 塗抹皮膚需謹慎，請稀釋後再使用。
- 不要超過建議劑量，並在感覺好轉時停止口服。
- 口服時，每次使用精油絕不超過**1**滴，每**24**小時可服用**2**回。
- 可以用龍艾精油（相同的適應症、注意事項和禁忌症）取代熱帶羅勒。
- **12**歲以下的孩子，請避免口服熱帶羅勒精油。

02 佛手柑（不含香柑油內酯的FCF佛牛柑）*Citrus aurantium ssp. bergamia*

主要適應症

- 焦慮
- 消化緩慢
- 油性皮膚／頭髮

科　　別：芸香科

產　　地：義大利南部、象牙海岸

萃取部位：果皮

氣味類型：檸檬味、清新、花香、非常舒服的果香，讓人想起假期、海灘、陽光。

可能的用法

塗抹皮膚 推薦（充分稀釋）。

泡　澡 推薦★★。

口　服 推薦★★★。

吸　聞 推薦★★★。

我們之所以喜愛它，是因為……

佛手柑精油帶來無所不在的陽光！它讓人開懷大笑的功力所向無敵，確實能帶來好心情、感覺在陽光下度假的精油（加入佛手柑的助曬油能加速曬黑，撫慰了好幾代的度假者，並繼續作為海灘的好伴侶，當然要選擇不含香柑油內酯的佛手柑）。它可以安撫、鎮靜、放鬆……同時淨化空氣，在胃腸和皮膚方面也展現其真實療效。

特性

- **抗沮喪，對戒斷期產生不舒服的行為反應有明顯幫助：**菸、酒、食物。因而能處理焦慮、壓力、不安、易怒和失眠。
- 用來擴香時，有殺菌和除臭作用，能消毒並淨化生活空間的空氣。
- 如許多柑橘類精油一樣，具有開胃、抗痙攣、促進消化和驅風（排氣）的特性。
- 在美容和皮膚護理方面，具有潔淨、收斂作用，對處理濕疹、牛皮癬，甚至是討厭的白斑症（皮膚上的白斑）也有其影響力。
- 也用於潔淨和平衡油性頭皮。
- 提升菜餚的風味。

適應症

- **壓力、反芻思考、不安、負面心態**（「永遠無法解決」）、對自己和未來／他人沒有信心、很難邁步向前（固守在令人安心的例行公事，不停地反覆思考自己的疑問、問題……）。

- **失眠、煩躁。**
- 青春痘、粉刺、不健康的肌膚、油性肌膚、油性頭髮。
- 皮膚問題，尤其是因神經系統失調引起的（濕疹、牛皮癬的斑塊等）。
- 消化遲緩、食慾不振、結腸炎、一般消化系統問題（從消化不良到便祕）。

使用建議

失眠、情緒低落、憂鬱：

擴香 **8**滴佛手柑精油，每天**1～2**次（晚上失眠時使用）。

焦慮：

塗抹 **4**滴佛手柑精油稀釋於**10**滴甜杏仁油，按摩前胸和太陽神經叢，若需要就早、中、晚各一次。

消化系統問題：

按摩 **2**滴佛手柑精油稀釋於**1**茶匙金盞菊浸泡油（或其他植物油），輕柔按摩腹部不舒服的部位。靜靜，慢慢而深深地呼吸。

油性髮質：

調合 **2**滴佛手柑精油，加入少量的溫和洗髮精，每週洗髮**2～3**次。

其他可能的用法

食譜

在單人份的白乳酪或優格中倒入1滴佛手柑精油。

美味！

禁忌症和注意事項

- 主要適用於**12**歲以上的大孩子。使用時都要先稀釋再塗抹皮膚，否則可能會刺激皮膚。
- 使用後請勿曝曬於陽光下：這款精油具有極強的光敏性**和**光毒性，這就是為什麼使用不含香柑油內酯的佛手柑精油會更安全！
- 關於孕婦或哺乳期婦女以及過敏的注意事項，請參閱引言。

03 芳樟 *Cinnamomum camphora linaloliferum*

主要適應症
- 免疫系統
- 皮膚問題

科　　別：樟科
產　　地：中國
萃取部位：葉片
氣味類型：舒服、清新、柔和，略帶天竺葵氣味

可能的用法

塗抹皮膚 推薦 ★★★★（局部小面積可直接用1～2滴純精油，或與其他精油和植物油調合，使用於大範圍的多次塗抹或敏感肌膚）。

泡　　澡 推薦 ★★★（都要先稀釋於泡澡和淋浴用的中性基劑）。

口　　服 推薦 ★★。

吸　　聞 推薦 ★★。

藥局調製 栓劑（尤其適用於小孩的上呼吸道感染）。

我們之所以喜愛它，是因為……

芳樟精油的細緻感，這款精油能讓皮膚變得柔嫩並使性情

更溫和。它對敏感和受損的肌膚非常溫和，同時對抗微生物也威力十足，非常適合用於激發感官享受的按摩。

特性

- **提振免疫系統。**
- **皮膚保養**（各類型的皮膚問題）。
- 平衡、和諧，緩和神經緊張，幫助放鬆，消除輕微的憂鬱情緒。

適應症

- **青春痘、割傷、疤痕、妊娠紋、濕疹、皮膚炎、乾性或敏感肌膚、皺紋、臉部保養。**
- 適用大人小孩的**呼吸系統感染（上呼吸道）**，特別是嬰兒。它真是小寶寶的精油。
- 免疫力低下。
- 情緒低落、憂鬱、壓力、焦慮。
- 性慾低落（性和／或全身疲勞）。

使用建議

皮膚問題：

塗抹 幾滴芳樟純精油於受損皮膚或感染患部（若範圍較

大，請稀釋於玫瑰果油、大麻籽油、瓊崖海棠油、聖約翰草浸泡油或黑種草油），或幾滴加入日常護膚霜。若是青春痘，就直接用棉花棒將純精油點在痘痘上。

上呼吸道感染：

塗抹 幾滴芳樟純精油於胸口並深呼吸，每天多次直到痊癒。

神經、免疫系統問題、疲勞：

塗抹 **3**滴芳樟純精油於太陽神經叢、手腕內側或整個脊椎。

其他可能的用法

- 這款精油對懷孕後產生的妊娠紋非常有用，按摩時以**10** ml精油稀釋於**100** ml甜杏仁油。
- 環境擴香也非常受歡迎：將幾滴芳樟精油倒入擴香儀，讓房間充滿香氣（**10**分鐘就夠了），或在浴室用**5～15**滴倒在利摩日製造的陶瓷擴香石。

禁忌症和注意事項

關於孕婦或哺乳期婦女以及過敏的注意事項，請參閱引言。

04 羅馬洋甘菊

Chamaemelum nobile（或 *Anthemis nobilis*）

主要適應症

- 壓力

科　　別：菊科

產　　地：法國

萃取部位：花朵（頭狀花序）

氣味類型：花香調

可能的用法

塗抹皮膚 推薦 ★★★★（1～2滴純精油塗抹於局部皮膚，或與其他精油調合並稀釋於植物油，以便使用於大範圍的多次塗抹或敏感肌膚）。

泡　　澡 推薦 ★★★（都要先稀釋於泡澡和淋浴用的中性基劑）。

口　　服 推薦。

吸　　聞 推薦 ★★★。

我們之所以喜愛它，是因為……

它鎮靜、安撫、抗壓的作用令人驚嘆又迅速。這是個小幫手，應該放入包包隨身攜帶，以應對日常生活中的壓力。

特性

- **主要是減壓**，即便是突如其來的焦躁不安、神經引發的痙攣疼痛都有立即的鎮定作用。這款精油對過動、失眠或非常焦躁的小孩，有很好的安撫效果。
- 止痛。
- 有助於手術前的麻醉和放鬆。
- 止癢和舒緩因過敏引起的皮膚症狀。

適應症

- **壓力、焦慮、不安、失眠（尤其是有強迫性念頭）。**
- **想到即將進行的手術就感到驚嚇、緊張、恐懼。**
- 神經引發的腹痛或頭痛：腹脹、噁心、神經痛、類似「結腸炎」的疼痛。
- 濕疹、乾癬、因壓力引起的皮膚「斑塊」、正「發作」的敏感肌膚。
- 牙痛（長牙時）。

使用建議

神經問題、與壓力相關的疼痛：

塗抹 塗抹幾滴羅馬洋甘菊純精油於太陽神經叢、整個脊椎、足弓和手腕內側。也可以倒**10**滴羅馬洋甘菊精油於1茶匙植物油（例如：山金車浸泡油、聖約翰草浸泡油或甜杏仁油），按摩緊繃或疼痛的部位（頸部、下背、腹部……）。

腹痛、消化不良：

塗抹 如上所述（神經問題）。

口服 1滴羅馬洋甘菊純精油，在餐後直接點在舌下服用。

皮膚問題：

塗抹 塗抹1～2滴羅馬洋甘菊純精油於有狀況的患部（局部小面積）；若範圍較大，則與大麻籽油或黑種草油調合使用。

緩解長牙的疼痛：

塗抹 1滴羅馬洋甘菊精油與2滴聖約翰草浸泡油，塗抹於牙齦。

其他可能的用法

羅馬洋甘菊精油能立即舒緩刮鬍後的紅腫。

禁忌症和注意事項

關於孕婦或哺乳期婦女以及過敏的注意事項，請參閱引言。

05 錫蘭肉桂
Cinnamomum zeylanicum (Cinnamomum verum)

主要適應症

- 抗感染

科　　別：樟科

產　　地：斯里蘭卡

萃取部位：樹皮

氣味類型：辛香味、溫暖

可能的用法

塗抹皮膚 不建議，因為它非常強烈。使用純精油可能會刺激皮膚。在必要時，可以稀釋在植物油並塗抹在小範圍的皮膚，但不適用於小孩。

泡　　澡 不建議。

口　　服 推薦 ★★，僅限成人和青少年，並要先和蜂蜜或橄欖油調合再服用，因為純精油可能會灼傷黏膜。

吸　　聞 推薦，直接聞精油瓶，以抑制食慾。

藥局調製 膠囊、栓劑、陰道栓劑（感染和腸道黴菌感染，陰道念珠菌感染）。

我們之所以喜愛它，是因為……

其強大的抗菌、抗病毒和抗真菌特性，使它成為家庭藥箱的必備品。它眾所周知的香氣既迷人又令人安心。

特性

- **強力抗菌、重要的防腐劑、抗病毒、抗寄生蟲，是微生物的天敵。**
- 擁有某些催情效果，部分原因可能與它「消除疲勞」和激勵作用有關。
- 催經。

適應症

- **呼吸道感染：**支氣管炎、流感、感冒、鼻竇炎等。
- **腸道感染：**腸胃炎、在熱帶國家旅行時的感染等。
- **泌尿系統感染：**膀胱炎等。
- **寄生蟲：**熱帶疾病、蠕蟲。
- **疲勞和無力：**極度疲勞。

使用建議

口服 **1～2**滴錫蘭肉桂精油稀釋於**1**茶匙橄欖油或蜂蜜，每日**3**回。

塗抹 混合**1**滴錫蘭肉桂精油與**10**滴昆士蘭堅果油，按摩腹部（如消化系統感染）、下腹（如膀胱炎）和下背（如下背痛）。

其他可能的用法

在烹飪時，加入**1**～**2**滴錫蘭肉桂精油可以為水果沙拉或蛋糕增添美妙的風味。

禁忌症和注意事項

- 關於孕婦或哺乳期婦女以及過敏的注意事項，請參閱引言。
- 它是一款對皮膚有強烈刺激性的精油，因此絕不可直接單獨使用錫蘭肉桂精油（都要稀釋於植物油），不建議用在泡澡，也不適合幼兒使用。
- **7**歲以下小孩禁用。

06 大西洋雪松 *Cedrus atlantica*

主要適應症
- 頭髮
- 橘皮組織
- 支氣管炎

科　　別：松科
產　　地：源自北非（摩洛哥阿特拉斯山脈），法國
萃取部位：木材
氣味類型：溫和、溫暖、木質調，略帶酸味的香氣

可能的用法

塗抹皮膚 推薦 ★★★ 以按摩形式（先稀釋於植物油）。

泡　澡 推薦 ★★（都要先稀釋於泡澡和淋浴用的中性基劑）。

口　服 需謹慎。口服使用僅限每次1滴，一天4回，持續3天（因含有酮類，口感不佳）。這種方式雖然可行，但實際用處有限。

吸　聞 推薦，限5分鐘（嗅聞和吸入）；擴香（1滴與其他精油10滴調合）。

我們之所以喜愛它，是因為……

它出色的護髮效果，大西洋雪松精油能強化並修復暗淡、受損的頭髮。具有排水、消解脂肪和促進靜脈及淋巴系統流動，處理橘皮組織和消水腫。還具有溶解黏液、紓解充血、消炎、抗菌、抗病毒的功能，能舒緩並疏通呼吸道。由於具有抗真菌、淨化、促進傷口癒合、加速頭皮和皮膚再生的效果，它能有效解決皮膚問題。

特性

- **淨化和活化頭皮。**
- **消解脂肪、促進循環和排水。**
- 祛痰和疏通呼吸道，溶解黏液。

適應症

- **頭皮屑、頭皮的刺激和搔癢、頭髮無光澤、掉髮。**
- **橘皮組織、雙腿水腫。**
- 濕咳、支氣管炎。

使用建議

頭皮癢：

塗抹 **9**滴大西洋雪松精油稀釋於**10** ml黑種草油和大麻籽油

（各半），每週2次用作髮膜。按摩頭皮，靜置20～30分鐘後再洗頭。

濕咳：

調合 3～4滴大西洋雪松精油與8滴甜杏仁油。早、晚以此按摩前胸和腳底，持續5～7天。

消除橘皮組織按摩：

調合 混合45滴大西洋雪松精油、10 ml瓊崖海棠油與20 ml昆士蘭堅果油。早、晚以此按摩需處理的部位，每週5天，為期3週。

其他可能的用法

大西洋雪松精油有防蟎作用。

防蟎配方

倒5滴大西洋雪松精油在木頭、陶瓷擴香石或手帕上，再放入衣櫃裡的衣物之間。

禁忌症和注意事項

- 關於孕婦或哺乳期婦女以及過敏的注意事項，請參閱引言。
- 這款精油不應高劑量或長期使用（因含有酮類）。
- 請勿用在7歲以下小孩、未經過敏專家評估的氣喘患者、癲癇患者或有癲癇病史的人。

07 岩玫瑰 *Cistus ladaniferus*

主要適應症

- 促進傷口癒合
- 止血
- 抗感染

科　　別：半日花科

產　　地：西班牙

萃取部位：枝葉

氣味類型：琥珀香調、強烈、溫暖

可能的用法

塗抹皮膚　推薦 ★★★（多數情況需稀釋）。

泡　　澡　推薦 ★★★（都要先稀釋於泡澡和淋浴用的中性基劑）。

口　　服　推薦 ★。

吸　　聞　不建議。

我們之所以喜愛它，是因為……

岩玫瑰精油含有獨特的活性成分，其出色的抗病毒特性使它成為提振免疫系統精油的佼佼者。

特性

- **快速止血**。
- **抗病毒、抗菌**，有效對抗微生物。
- **激勵免疫系統**，若是免疫系統過度活躍（如自體免疫疾病），亦能調節。
- **加速傷口癒合**並使皮膚更緊緻。
- 滋養並調節神經系統。

適應症

- **出血**：流鼻血、傷口或痔瘡出血。
- **兒童病毒感染**：百日咳、痲疹、猩紅熱、水痘。
- **免疫系統薄弱**：容易感染「所有疾病」。
- **自體免疫感染**（主要是免疫風濕相關的症狀）。
- 皮膚鬆弛：皺紋、臉、身體。
- 皮膚表層問題：粉刺、小傷口、手足皮膚龜裂。

使用建議

皮膚問題（包括出血）：

例 **1～2**滴岩玫瑰精油在棉球上，並將它敷在傷口數分鐘（若是流鼻血，作法一樣，將沾有**2～3**滴岩玫瑰精油的棉球小心翼翼放入出血的鼻孔，並按壓鼻翼**2～3**分鐘以止血）。

免疫力／感染：

口服 1滴岩玫瑰精油，滴在中性錠片或1茶匙橄欖油、蜂蜜或小方糖，再放入嘴裡融化吸收，每日3～4回。

塗抹 3滴岩玫瑰精油與3滴植物油（例如昆士蘭堅果油），塗抹於整個脊椎和足弓。

皮膚老化：

調合 1滴岩玫瑰精油在每天用的日霜和／或晚霜中，像平常一樣塗抹，或將1滴岩玫瑰精油加入1茶匙玫瑰果油。

其他可能的用法

有些女性堅信它能消除皺紋，按照上述「皮膚老化」的使用方法。它對妊娠紋也很有幫助（包括那些已形成、非常明顯的），可將5滴岩玫瑰精油稀釋於1茶匙玫瑰果油，再加入一小塊乳油木果油，而且要定期、持續地塗抹。

禁忌症和注意事項

- 關於孕婦或哺乳期婦女以及過敏的注意事項，請參閱引言。
- 使用這款精油時要小心，特別是那些正在使用抗凝血劑的人（可能會有藥物的交互作用）。

08 檸檬 *Citrus limon (Citrus limonum)*

主要適應症

- 消化不良
- 免疫系統
- 過重

科　　別：芸香科

產　　地：西西里島、阿根廷、西班牙

萃取部位：果皮

氣味類型：清爽、柑橘調

可能的用法

塗抹皮膚 推薦 ★（需謹慎使用，因使用純精油可能會導致皮膚刺激。因有光敏性，塗抹後避免曝曬於陽光下）。

泡　澡 推薦 ★★★（都要先稀釋於泡澡和淋浴用的中性基劑）。

口　服 推薦 ★★★。

對於以上用法：都需謹慎使用，因為檸檬精油有光敏性風險。

吸　聞 推薦 ★★。

我們之所以喜愛它，是因為……

檸檬精油用途廣泛且易於使用。可以用於預防、保健，或作為排毒和提升免疫系統的好朋友。

特性

- **排毒、促進消化。**
- **提振免疫系統、抗病毒。**
- 廣效**抗菌**和殺菌（特別是室內空間）。
- **強化血管彈性。**
- 促進血液流動：抗維生素K的作用。
- 幫助重新平衡新陳代謝（抗高血壓、糖尿病）。
- 鎮靜作用。

適應症

- **肝臟疲勞，消化系統負擔過重**或過勞（最適合節慶後使用）。
- **免疫力低下或可能感染病毒性疾病：**感冒、流感、腸胃炎……或家中有人患有傳染病。
- **酒糟性皮膚炎、雙腿沉重、雷諾氏症候群（手腳冰冷）、痔瘡。**
- **空污或可能有污染的環境**（病房、辦公室……）。

- **橘皮組織、水腫**（因靜脈回流功能不全）、**超重**。
- 疲勞（身體和心理）。
- 皮膚問題：皮膚鬆弛、皺紋、疔瘡、疱疹、凍傷、粉刺等。
- 手部護理（受損、乾燥）和指甲護理（脆弱易斷裂）。

使用建議

肝臟：

口服 **2**滴檸檬精油稀釋於**1**茶匙橄欖油、蜂蜜、中性錠片或小方糖，再放入嘴裡融化吸收，每日**3**回。或每天飲用**3**杯添加**1**滴檸檬精油（先調合於**1**小茶匙蜂蜜）的馬鞭草／薄荷茶。

免疫力：

塗抹 **2**～**3**滴檸檬純精油於前胸和上背，早、晚各一次以預防用（持續**1**週），避免在家或旅行時「感染」任何疾病。

口服 **2**滴檸檬精油稀釋於**1**茶匙橄欖油、蜂蜜，或滴在中性錠片或小方糖，再放入嘴裡融化吸收，早餐和晚餐前服用。

循環問題：

塗抹 **10%**濃度的檸檬精油和山金車浸泡油或瓊崖海棠油，

即**50**滴山金車浸泡油或瓊崖海棠油加**5**滴檸檬精油，局部塗抹。

超重問題：

口服 **2**滴檸檬精油，每日**3**回，每次療程為期**20**天。

消毒／淨化生活空間：

擴香 定期用幾滴檸檬精油做環境擴香。

疲勞：

調合 **10**滴檸檬精油與**50**滴山金車浸泡油。塗抹並按摩手、腳、背部，若可能的話就全身按摩。

皮膚：

塗抹 幾滴檸檬純精油於局部小面積（如疱疹、凍傷），或與日霜和晚霜（消除皺紋、全面逆齡保養）調合使用。

手和指甲：

按摩 與椰子油、仙人掌籽油或摩洛哥堅果油調合，按摩乾燥的手；對於易斷的指甲，則使用蓖麻油。

其他可能的用法

藉由檸檬精油的「祛斑」特性，可用來淡化雀斑和黑斑。晚上以**1**滴檸檬精油與**5**滴玫瑰果油和**1**滴蓖麻油調合後塗抹。

禁忌症和注意事項

- 檸檬精油對皮膚可能有刺激性，最好都先稀釋後使用（除非特殊情況）。此外，它具有光敏性：使用後應避免立即曝曬於陽光下！
- 關於孕婦或哺乳期婦女以及過敏的注意事項，請參閱引言。另外，在懷孕初期建議可以用檸檬精油來預防噁心想吐。

09 爪哇香茅 *Cymbopogon winterianus Jowitt*

主要適應症

- 驅蚊
- 淨化空氣

科　　別：禾本科

產　　地：印尼

萃取部位：葉片

氣味類型：檸檬味

可能的用法

塗抹皮膚 推薦 ★★（局部小面積可直接用1～2滴純精油，或與其他精油和植物油調合，以便使用於大範圍的多次塗抹或敏感肌膚）。

泡　　澡 推薦 ★★（都要先稀釋於泡澡和淋浴用的中性基劑）。

吸　　聞 推薦 ★★★★。

口　　服 推薦 ★。

我們之所以喜愛它，是因為……

它著名的驅蚊特性真是名副其實，爪哇香茅精油能有效驅趕昆蟲，還能淨化環境。

特性

- **強力抗真菌**。
- 消炎。
- **驅蚊**。
- **淨化環境**（抗微生物，還能抗污染、防菸味、消除異味……）。

適應症

- **驅蚊**（避免蚊子接近和緩解蚊子叮咬）。
- **空污和／或充滿微生物的空氣**。
- 風濕病、運動造成的肌肉骨骼系統疼痛（運動傷害、肌腱炎……）。
- 皮膚黴菌感染。

使用建議

驅蚊或淨化空氣：

環境擴香 將幾滴爪哇香茅精油倒入擴香儀，讓環境充滿香氣。

噴灑 在衣物、餐桌布。

塗抹 **3**滴爪哇香茅精油稀釋於**10**滴荷荷芭油，於裸露的皮膚（手、手臂、腳踝、腳……）。

蚊子叮咬：

局部塗抹 **1**滴爪哇香茅精油於紅腫處。

風濕病：

塗抹 按摩（輕柔而不施力）疼痛部位，以**10%**爪哇香茅精油的濃度調合於植物油（最好用聖約翰草浸泡油）（即**2**滴爪哇香茅精油搭配**20**滴聖約翰草浸泡油）。

其他可能的用法

加入**2**滴爪哇香茅精油，能使雞肉、蝦、米飯或椰子料理散發出新鮮的亞洲佳餚風味。

禁忌症和注意事項

- 關於孕婦或哺乳期婦女以及過敏的注意事項，請參閱引言。
- 錫蘭香茅（***Cymbopogon nardus***）、檸檬香茅（***Cymbopogon citratus***）、玫瑰草（***Cymbopogon martinii var. Motia***），三種精油的特性不盡相同。別混淆了！

10 絲柏 *Cupressus sempervirens*

主要適應症

- 腫脹充血
- 乾咳
- 循環問題

科　　別：柏科

產　　地：西班牙、法國

萃取部位：枝葉

氣味類型：樹脂、香脂味

可能的用法

塗抹皮膚　推薦★★★（需稀釋）。

泡　　澡　推薦★★（都要先稀釋於泡澡和淋浴用的中性基劑）。

口　　服　推薦★。

吸　　聞　推薦★。

藥局調製　栓劑（因刺激引起的乾咳）。

我們之所以喜愛它，是因為……

還好有它，各種腫脹充血的症狀得以緩解甚至消失。此外，絲柏精油不僅能幫助我們擺脫「身體的沉重感」，還能讓心變得輕盈愉快。

特性

- **處理各種腫脹充血：**靜脈、淋巴、攝護腺、子宮。
- **緩解因刺激引起的咳嗽**、支氣管炎。
- 強化神經系統。
- 調節神經系統。
- 減少過度出汗。

適應症

- **所有靜脈腫脹充血的情況：**雙腿沉重、靜脈曲張、骨盆腔「沉重感」（經前症候群）、痔瘡……等。
- **咳嗽，**特別是如果已持續一段時間、令人難受或疼痛。
- **尿床：**夜間遺尿。
- **疲勞、神經失衡。**

使用建議

靜脈和淋巴腫脹充血：

按摩 用**3**滴絲柏精油調合**10**滴植物油（最好用山金車浸泡油或瓊崖海棠油），永遠朝心臟方向按摩幫助血液回流，每天**2～3**次。

泡澡 用**10**滴絲柏精油調合**1**湯匙泡澡和淋浴用的中性基劑或牛奶。

咳嗽：

塗抹 **5**滴絲柏精油稀釋於**1 ml**甜杏仁油，按摩前胸和上背，每天**3**次。

神經疲勞：

泡澡 用**10**滴絲柏精油調合**1**湯匙泡澡和淋浴用的中性基劑或牛奶。

其他可能的用法

絲柏精油具有「類」雌激素的特性，因此醫生會在荷爾蒙失調的情況下開處方，尤其是與更年期相關的症狀（如熱潮紅、盜汗……）。

禁忌症和注意事項

- 關於孕婦或哺乳期婦女以及過敏的注意事項，請參閱引言。
- 不建議患有荷爾蒙依賴性的癌症或子宮肌瘤以及乳腺增生的人，使用絲柏精油。
- 對於腎功能不全的人，不建議口服。

11 乳香 *Boswellia sacra* (或 *Boswellia carterii*)

主要適應症

- 傷口癒合
- 呼吸系統感染

科　　別：橄欖科

產　　地：阿拉伯半島、索馬利亞半島

萃取部位：樹脂

氣味類型：辛香味、香脂類、溫暖

可能的用法

塗抹皮膚 推薦 ★★（局部小面積可直接用1～2滴純精油，或與其他精油和植物油調合，使用於大範圍的多次塗抹或敏感肌膚）。

泡　澡 推薦 ★★（都要先稀釋於泡澡和淋浴用的中性基劑）。

口　服 推薦 ★。

吸　聞 推薦 ★★★。

我們之所以喜愛它，是因為……

乳香是一種全世界都熟知的氣味，它出現在大多數的宗教儀式：經常在進行儀式的場所燃燒乳香，而它的煙霧連結了天

與地。這是一種邀請人進入冥想和平靜狀態的香氣……但除此之外，乳香精油還具有許多其他的療癒功效。

特性

- **體內抗菌（呼吸道）和外用（皮膚）。**
- **收斂，促進傷口癒合。**
- 激勵免疫系統。
- 減壓，適合冥想。

適應症

- **感冒、支氣管炎、鼻竇炎。**
- **傷口、擦傷、疤痕、皮膚潰瘍。**
- **憂鬱症狀：焦慮、不安、放手。**
- **冥想療程時使用。**
- **免疫疲乏、康復期。**

使用建議

呼吸系統感染：

擴香 **6**滴乳香精油，約持續**10**分鐘，每天早、晚使用。

蒸氣 將**6**滴乳香精油滴在蒸鼻器或一碗熱水，然後用毛巾將臉蓋在裡面吸入乳香蒸氣（只在晚上進行此療法，因為療程後一小時內避免外出接觸空污或受寒）。

傷口：

塗抹 1～2滴乳香純精油在受損皮膚上（局部小面積）。為了加速疤痕復原，一旦傷口完全閉合且狀態良好時，就將1滴乳香精油稀釋於少量玫瑰果油，並輕柔按摩結痂處及其周圍皮膚，每天2次。

神經舒緩按摩：「超溫和」按摩油

按摩 10滴依蘭＋10滴乳香＋20滴真正薰衣草精油於100 ml甜杏仁油。取此少量調合油塗抹於太陽神經叢、整個脊椎和腳底，輕柔按摩。

皮膚潰瘍：

塗抹 2滴乳香精油稀釋於1湯匙玫瑰果油，按摩潰瘍患部及其周圍皮膚。

沮喪、輕度憂鬱：

口服 1滴乳香純精油，滴入舌下或稀釋於橄欖油、蜂蜜或方糖，每日2回，最多為期21天。

塗抹 2滴乳香精油稀釋於1茶匙植物油（聖約翰草浸泡油或甜杏仁油），按摩整個脊椎、太陽神經叢和／或腳底，早、晚使用，直至感到好轉，至少持續3週。

激勵免疫系統：

泡澡 將5滴乳香和5滴桉油醇樟精油稀釋於2湯匙泡澡和淋浴用的中性基劑，泡澡後儘量用很涼的水沖一下。

芳香淋浴 在1湯匙泡澡和淋浴用的中性基劑裡加入上述精油各2滴。

其他可能的用法

乳香精油是所有尋求內心平靜的好用輔助品，如身心調節學、冥想、創意工作坊（療癒著色、馬賽克拼貼、繪畫……）。作為可燃物，燃燒香柱時要小心謹慎：一旦有東西在燃燒，就會出現有毒化合物。若窗戶全開並保持良好的通風，基本上沒什麼問題，但在冬天關窗的環境就比較不可行。這時就用100%天然的純精油來擴香吧，這樣更安全！

靜心配方

在你「重新聚焦於自己」時，用擴香儀加入3滴乳香精油和3滴綠桔精油，擴香10分鐘。關掉擴香儀後，在整個「禪修」過程中繼續享受精油的餘香（及其有效分子）。

禁忌症和注意事項

- 關於孕婦或哺乳期婦女以及過敏的注意事項，請參閱引言。

- 只有塗抹局部小面積的皮膚時，才能用純精油。
- 不要自行調整劑量，切勿以為「用更多」就會更快康復。請遵守建議的用量和頻率以避免任何風險。特別是口服，每回服用不應超過**2**滴，每**24**小時**2**～**3**次。
- 使用前需充分稀釋於植物油，再塗抹於大範圍的皮膚。

12 黑雲杉 *Picea mariana*

主要適應症

- 疲勞
- 免疫力（疫情、支氣管炎……）
- 過敏、氣喘
- 注意力不集中
- 疼痛和發炎

科　　別：松科

產　　地：加拿大（魁北克）、阿拉斯加、北美

萃取部位：針葉

氣味類型：清新、松香，既有木質香又有果香調

可能的用法

塗抹皮膚　推薦★★★。

泡　　澡　推薦。

口　　服　不建議。

吸　　聞　推薦★★。

我們之所以喜愛它，是因為……

它的氣味讓人想起歐洲赤松：木質調但更甜美。它能有效舒緩（尤其是呼吸系統）過敏性痙攣，是氣喘患者的好朋友。

特性

- **對極度疲勞（身體和神經）及其相關症狀（不自主的痙攣、情緒激動、焦慮、注意力不集中）有明顯作用**，是精疲力竭和過勞的首選精油。
- **緩解咳嗽**，並促進排痰。
- 抗菌、防腐和激勵免疫系統，能處理鼻竇炎、支氣管炎，並淨化房間的空氣。
- 調節免疫系統，對過敏體質及其相關的症狀（如氣喘、皮膚發炎而起的疹子……）有幫助。
- 消炎和鎮痛，用於處理風濕病，並在攣縮時放鬆肌肉。
- 滋補身體、提振心情，具有安撫作用：在氣味療法中是屬於一種超有「幸福感」的氣味。
- 激勵腎上腺，產生「類可體松」（「就像可體松」）的效果，因此在過敏、腎上腺疲勞、甲狀腺或腦下垂體懈怠的情況下使用特別有益。

適應症

- **身心俱疲、緊張、情緒化、免疫力下降**。適用於感覺自己「走到了生命盡頭」的人。
- 免疫反應不佳：過強（過敏）或不足（經常感染「某種症狀」）。
- 呼吸系統疾病：咳嗽、支氣管炎等。

- 發炎的疼痛：關節、肌肉、肌腱等。
- 淨化環境（汽車、家裡、辦公室）。

使用建議

疲勞：

塗抹 **3**滴黑雲杉精油稀釋於**1**茶匙昆士蘭堅果油，每天早晨按摩太陽神經叢和腰窩（腰椎與肋骨下方之間的部位），每週**5**天，為期**6**週。

咳嗽：

塗抹 **5**滴黑雲杉精油稀釋於**1**茶匙植物油（昆士蘭堅果油和黑種草油各半），每天早、中、晚按摩前胸，持續**4**天，最多**6**天。

專注力：

塗抹 **3**滴黑雲杉精油稀釋於**10**滴荷荷芭油；用於摩擦按摩頸部和手腕內側，深深吸聞手腕上的香氣；每天**1**～**2**次。

其他可能的用法

太陽神經叢卡卡悶悶的嗎？只要用**1**滴黑雲杉精油稀釋於**3**滴植物油，輕柔而持續的按摩腹部。配合呼吸，吸氣、吐氣……吸氣、吐氣……就是這樣，很好。

禁忌症和注意事項

- 僅適用於**12**歲以上的大孩子。
- 使用在皮膚上時，必須先稀釋於植物油。
- 請諮詢健康專業人士，尤其是因甲狀腺或腦下垂體問題正在接受治療的話，請聯繫你的內分泌科醫師。
- 關於孕婦或哺乳期婦女以及過敏的注意事項，請參閱引言。

13 龍艾 *Artemisia dracunculus*

主要適應症

- 過敏
- 消化不良
- 痙攣

科　　別：菊科
產　　地：匈牙利
萃取部位：藥草＋花朵
氣味類型：有點像洋茴香的典型氣味

可能的用法

塗抹皮膚 推薦 ★★★（局部小面積可直接用1～2滴純精油，或與其他精油和植物油調合，以便使用於大範圍的多次塗抹或敏感肌膚）。

泡　　澡 推薦（少量使用：1滴精油稀釋於1湯匙泡澡和淋浴用的中性基劑，並可與其他精油調合）。

口　　服 推薦 ★★（非常低劑量並短期使用）。

吸　　聞 不建議。

我們之所以喜愛它，是因為……

龍艾精油的抗過敏作用很神奇，但卻鮮為人知。其抗痙攣特性是它能有效緩解疼痛的重要因素。

特性

- **抗過敏。**
- **抗痙攣。**
- **促進消化。**
- 增加食慾。
- 增強體力。
- 消炎。

適應症

- **過敏：特別是呼吸系統過敏，如花粉症。**
- **消化不良：**脹氣、腹脹、結腸炎、胃痙攣、消化不良、打嗝、食慾不振等。
- 風濕痛。
- 經痛。

使用建議

過敏：

口服 **1**滴龍艾精油＋**2**滴黑種草油，再加入**1**茶匙蜂蜜，每天服用**2**回。

塗抹 **5**滴龍艾精油與**5**滴黑種草油，若是**過敏性氣喘**就按摩前胸、太陽神經叢、脊椎兩側。若是花粉症，充分稀釋後塗抹太陽穴和鼻翼。每天**2**～**3**次。

吸聞 若是**花粉症**，將**3～4**滴龍艾精油滴在手帕上然後深呼吸嗅聞幾次。

各種消化不良：

口服 **1**滴龍艾精油，可以點在中性錠片上含在嘴裡，或調合於**1**小匙橄欖油，餐後服用。

塗抹 **10**滴龍艾精油與**10**滴植物油（如甜杏仁油、昆士蘭堅果油），按摩腹部。

若是打嗝：

口服 **1**滴龍艾精油，點在中性錠片上含在嘴裡，如果打嗝沒停的話，可在**5**分鐘後再服用一次。

疼痛（風濕痛、經痛）：

塗抹 **2**滴龍艾精油與**5**滴瓊崖海棠油或聖約翰草浸泡油，針對**經痛**的話，就按摩卵巢部位；若是**風濕痛**，就按摩不舒服的關節。每天**2～3**次，直到症狀改善。

其他可能的用法

有容易痙攣體質的人喜愛它強大的抗痙攣特性。每天早、晚各點**1**滴龍艾精油在中性錠片上，含在嘴裡融化吸收。

禁忌症和注意事項

- 不要長期口服龍艾精油。
- 請避免在懷孕和哺乳期間口服。

14 檸檬尤加利
Eucalyptus citriodora（或*Corymbia citriodora*）

主要適應症

- 疼痛（肌肉、關節）
- 驅蚊
- 壓力

科　　別：桃金孃科
產　　地：澳洲、巴西、馬達加斯加、中國
萃取部位：葉片
氣味類型：藥草、新鮮、帶有檸檬味

可能的用法

塗抹皮膚 推薦★★★（稀釋1～5%）。
泡　　澡 推薦★（都要先稀釋於泡澡和淋浴用的中性基劑）。
口　　服 推薦★★。
吸　　聞 推薦★★★嗅聞和擴香。

我們之所以喜愛它，是因為……

強效消炎、抗痙攣和鎮痛，檸檬尤加利精油非常適合緩解風濕病（如退化性關節病、關節炎……）、關節和／或肌肉創傷（如肌腱炎、拉傷、肌肉痙攣、腰痛、落枕……）以及神經

發炎（如神經痛、神經炎、坐骨神經痛……）。它同時對神經系統具有鎮靜和平衡作用（如焦慮、睡眠障礙、神經系統失衡、壓力）。不只這樣，它還具有抗黴菌、抗病毒、消毒皮膚、驅離蝨子和昆蟲以及緩解蟲類的叮咬。

特性

- **消炎、鎮痛、抗肌肉痙攣。**
- **驅蟲（蝨子和會叮咬的昆蟲）。**
- 鎮靜、放鬆、平衡神經系統。
- 抗黴菌感染。
- 抗病毒。

適應症

- **肌腱炎、扭傷、肌肉攣縮、全身痠痛、神經痛、神經炎、坐骨神經痛、帶狀疱疹、風濕病（退化性關節病、關節炎）。**
- **蝨子、蚊子。**
- 焦慮、壓力、睡眠問題。
- 黴菌感染。
- 失聲、喉嚨痛。

使用建議

風濕病、肌肉或骨關節疼痛：

塗抹 調合**5**滴檸檬尤加利精油和**1**茶匙瓊崖海棠油（或山金車浸泡油）。以此調合油按摩疼痛部位，每天**3**次，為期**1**～**3**週，視疼痛情況而定。

焦慮、壓力、神經失衡：

口服 **2**滴檸檬尤加利精油，滴在中性錠片上服用，每日**3**～**4**回，持續**1**～**2**週。

帶狀疱疹：

塗抹 **4**滴檸檬尤加利精油與**1**湯匙聖約翰草浸泡油，每天**6**次，直到疱疹完全消失。

其他可能的用法

在有惡臭和流感病毒的地方，用檸檬尤加利精油擴香也是一種很棒的空氣淨化。

禁忌症和注意事項

- 使用檸檬尤加利精油塗抹於皮膚前，必須先用植物油大量稀釋。
- 對於孕婦、哺乳期婦女和**7**歲以下小孩，建議以外用途徑使用。

15 藍膠尤加利 *Eucalyptus globulus*

主要適應症

- 呼吸道感染
- 泌尿系統、皮膚感染

科　　別：桃金孃科

產　　地：原產於澳洲，現今主要在地中海地區（法國、西班牙、摩洛哥、葡萄牙）。有時也來自中國或烏拉圭

萃取部位：枝葉

氣味類型：涼爽、淨化空氣、紓解腫脹充血的流動感

可能的用法

塗抹皮膚 推薦 ★★★（需稀釋於植物油）。

泡　　澡 推薦 ★★（都要先稀釋於泡澡和淋浴用的中性基劑）。

口　　服 推薦，但建議優先服用澳洲尤加利精油。

吸　　聞 推薦 ★★★，但避免在氣喘發作期間使用（可能會使呼吸道黏膜太乾燥）。

我們之所以喜愛它，是因為……

它對處理整個呼吸道感染非常有效，尤其是下呼吸道（支氣管）感染。歐洲委員會認可它對呼吸道發炎的療效。可以用在7歲以上沒有氣喘症狀的小孩（不包括口服）。

特性

- **對呼吸系統的殺菌作用、強力抗菌、紓解呼吸道的腫脹充血，尤其是袪痰很厲害**（有助於溶解並排出鼻腔和支氣管內的黏液）。
- 能處理感冒、流感或鼻竇炎，但若手上有澳洲尤加利（***Eucalyptus radiata***，耐受性更好，因此可用於3歲以上小孩）的話更合適。
- 有激勵效果。
- 讓人以正向的眼光看待生命。
- 提升專注力。

適應症

- 支氣管炎，支氣管「**感染**」。
- **有痰的感染性咳嗽**。
- 各種感染，尤其是皮膚或尿道感染。
- 黴菌感染。

使用建議

支氣管炎、胸悶、咳嗽：

塗抹 4滴藍膠尤加利精油稀釋於1湯匙甜杏仁油或昆士蘭堅果油，輕輕按摩整個散布著支氣管的前胸和上背。若手上有桉油醇樟精油的話，就加2滴到調合油。

擴香 在流感爆發期間，每天用5滴藍膠尤加利精油和10滴桉油醇樟精油擴香2次，每次30分鐘。

皮膚感染、黴菌感染：

塗抹 若是小面積，將1滴藍膠尤加利精油滴在棉花棒，輕輕塗抹5～6顆需要處理的痘痘或腳趾間的部位。若是較大範圍，則用2滴藍膠尤加利精油稀釋於1茶匙黑種草油，塗抹長痘痘的整個上背。

漱口 （口腔念珠菌）：將3滴藍膠尤加利精油滴入一小杯水，充分攪拌後，早、晚漱口。記得漱口後要吐掉！

其他可能的用法

當感冒時，也可以用藍膠尤加利精油。

「終止所有不適」的泡澡

對於成人，用15滴藍膠尤加利精油稀釋於1湯匙泡澡和淋浴用的中性基劑（7歲以上小孩用10滴），倒入已放好熱水的浴缸中。泡澡20分鐘後直接上床睡覺，不需要沖洗。

禁忌症和注意事項

- 藍膠尤加利精油僅適用於成人和大一點的孩子（7歲以上）。
- 孕婦、哺乳期婦女及氣喘患者應避免使用此精油，但建議使用澳洲尤加利精油。

16 澳洲尤加利 *Eucalyptus radiata*

主要適應症

- 抗病毒
- 抗感染

科　　別：桃金孃科

產　　地：澳洲

萃取部位：葉片

氣味類型：典型的、清爽、讓「呼吸暢通」的氣味

可能的用法

塗抹皮膚 推薦 ★★★★（局部小面積可直接用1～2滴純精油，或與其他精油和植物油調合，以便使用於大範圍的多次塗抹或敏感肌膚）。

泡　　澡 推薦 ★★★（都要先稀釋於泡澡和淋浴用的中性基劑）。

口　　服 推薦 ★★★。

吸　　聞 推薦 ★★★。

藥局調製 栓劑（適用所有人：嬰兒、小孩、成人的呼吸系統感染）。

我們之所以喜愛它，是因為……

在所有尤加利種類（藍膠尤加利、檸檬尤加利……）中，它是唯一可以推薦給小孩使用，完全無毒，可以安全使用而不會刺激皮膚。

特性

- **抗病毒、抗菌。**
- **提振免疫系統。**
- **紓解呼吸道的腫脹充血。**
- **祛痰：**促進排出濕咳的痰。
- **緩解流鼻水。**
- 退燒。
- 改善心情並提供能量。

適應症

- **所有呼吸道疾病，**無論是病毒傳染（感冒、流感）或細菌引起（支氣管炎、鼻竇炎、中耳炎……）。
- **濕咳。**
- 皮膚感染：感染性青春痘、很難癒合的傷口、難以清理的傷口等。

使用建議

呼吸系統感染：

擴香 尤其在流行病（「冬季疾病」）期間，可以在家或辦公室擴香。

吸聞 乾式吸聞（在手帕上倒幾滴澳洲尤加利純精油）或濕式吸聞（數滴純精油加入蒸鼻器或一碗熱水），吸聞**10**分鐘。

搓摩 前胸、上背、太陽神經叢和後頸，用**5**滴澳洲尤加利與**5**滴植物油（儘量用昆士蘭堅果油或甜杏仁油）。

皮膚感染：

塗抹 **1**～**2**滴澳洲尤加利純精油，於需要處理的患部。

其他可能的用法

可以藉由足浴來退燒：將**10**滴澳洲尤加利精油稀釋於**1**湯匙泡澡和淋浴用的中性基劑或牛奶，再倒入熱水。

禁忌症和注意事項

- 關於孕婦或哺乳期婦女以及過敏的注意事項，請參閱引言。
- 反之，小孩對它有很好的耐受性。
- 請勿將含有合成桉油醇的產品與澳洲尤加利精油或其他任

何含桉油醇的精油混合。事實上，這些純精油有許多其他能調節桉油醇「強度」的小分子，而單一提煉或「合成」的桉油醇則顯得更「猛烈」。

17 冬青白珠 *Gaultheria fragrantissima*

主要適應症

- 止痛

科　　別：杜鵑花科

產　　地：中國

萃取部位：葉片

氣味類型：強烈、木質調

可能的用法

塗抹皮膚 推薦 ★★★★（局部小面積可直接用1～2滴純精油，或與其他精油和植物油調合，以便使用於大範圍的多次塗抹或敏感肌膚）。

泡　　澡 推薦（都要先稀釋於泡澡和淋浴用的中性基劑）。

口　　服 不建議。

吸　　聞 不建議。

我們之所以喜愛它，是因為……

它在處理各種疼痛（肌肉、肌腱）和其他風濕痛都是無可取代的。

特性

- **止痛。**
- **鎮痛。**
- **消炎。**
- **抗風濕痛。**
- 促進肝細胞再生。
- 降血壓。

適應症

- **運動或突然用力造成的疼痛，如搬家：**肌腱炎、網球肘、高爾夫球肘、坐骨神經痛、腰痛、肌肉拉傷、肌肉伸展、撞傷、扭傷、肌肉疼痛、背痛、抽筋、發炎、關節炎、多發性關節炎。
- **風濕病、痛風、**與老化相關的疼痛（退化性關節病）。
- **因重複一些小動作而造成的發炎**（鍵盤打字、收銀機操作……）。
- **神經痛。**
- **頭痛**（因消化問題引起或因循環不良造成）。
- 肝臟疲勞、肝炎後遺症。

使用建議

所有疼痛：

塗抹 塗抹疼痛部位，都要先稀釋於植物油（山金車浸泡油、聖約翰草浸泡油或瓊崖海棠油），每**2**滴冬青白珠精油加**10**滴植物油調合。

頭痛：

塗抹 太陽穴，用上述的調合油。

肝臟疲勞：

塗抹 **2**滴於肝臟附近的皮膚，早、晚使用，連續**20**天，若有需要可繼續用上述的調合油。

其他可能的用法

冬青白珠精油的典型氣味常常瀰漫在運動員的更衣室。這很正常，因為我們可以在運動前（暖身）和運動後（加速排除乳酸堆積）塗抹這種精油。例如，在處理全身痠痛的泡澡或淋浴時，可以用**10**滴冬青白珠精油稀釋於**1**湯匙泡澡或淋浴用的中性基劑。

禁忌症和注意事項

- 關於孕婦或哺乳期婦女以及過敏的注意事項，請參閱引言。

- 使用冬青白珠精油前，務必先稀釋於植物油再塗抹皮膚，除非是處理非常小的局部，如膝蓋。在這種情況下，可以使用純精油，每次倒**2～3**滴，用手指直接塗抹。
- 不建議給對阿斯匹靈和水楊酸衍生物過敏的人以及正在服用抗凝血劑的人使用。
- 不適合**7**歲以下小孩使用。

18 杜松漿果 *Juniperus communis*

主要適應症

- 止痛
- 橘皮組織

科　　別：柏科

產　　地：保加利亞

萃取部位：漿果 + 樹枝

氣味類型：清新、獨特、香脂調

可能的用法

塗抹皮膚 推薦 ★★★★（僅限稀釋後使用）。

泡　　澡 推薦 ★★（都要先稀釋於泡澡和淋浴用的中性基劑）。

口　　服 推薦 ★。

吸　　聞 不建議。

我們之所以喜愛它，是因為……

它兼具止痛和瘦身的雙重功效，特別深受女性青睞！

特性

- 止痛。

- **消炎**。
- 利尿。
- 促進排毒。

適應症

- **所有疼痛**，尤其是因發炎引起（如風濕病、關節炎、痛風、神經炎、多發性關節炎、坐骨神經痛）。
- **橘皮組織**（特別是伴隨水腫的情況）。
- **支氣管炎**。
- 水腫、「胖胖」腿。

使用建議

疼痛：

塗抹 用**3**滴杜松漿果精油稀釋於**10**滴瓊崖海棠油或聖約翰草浸泡油，局部塗抹患部。

泡澡 將**10**滴杜松漿果精油稀釋於**1**湯匙泡澡或淋浴用的中性基劑或牛奶，再倒入盛有**37°C**熱水的浴缸，泡在這個止痛浴中至少**20**分鐘，當水溫下降時添加熱水。若是手指疼痛，也可以泡手就好。

水腫、橘皮組織：

塗抹 **4**滴杜松漿果精油稀釋於**1**茶匙昆士蘭堅果油或葡萄籽

油，從下往上按摩（從腳踝到大腿），並用力按摩（深層）有狀況的部位。至於手臂部分，就從末端（手腕）開始向上按摩到肩膀。目的是促進靜脈回流。

泡澡 泡在瘦身浴中！先將**10**滴杜松漿果精油稀釋於**1**湯匙泡澡或淋浴用的中性基劑或牛奶，再倒入浴缸水中，並善用在泡澡休息的時間按摩有狀況的部位。

其他可能的用法

你一定認識杜松的漿果，這是萃取精油的部位。這些小黑球就是我們加入酸菜作為調味的香料！在烹飪時加**2**滴杜松漿果精油可以為某些菜餚提味。既驚豔又美味！

禁忌症和注意事項

- 關於孕婦或哺乳期婦女以及過敏的注意事項，請參閱引言。
- 若患有腎臟疾病的話，則不建議使用杜松漿果精油。

19 玫瑰天竺葵 *Pelargonium × asperum*

主要適應症

- 醣類和神經代謝
- 皮膚問題

科　　別：牻牛兒科
產　　地：埃及
萃取部位：葉片
氣味類型：低調、柔和、甜美、讓人想起玫瑰的香氣

可能的用法

塗抹皮膚 推薦 ★★★★（局部小面積可直接用1～2滴純精油，或與其他精油和植物油調合，使用於大範圍的多次塗抹或敏感肌膚）

泡　澡 推薦 ★★★（都要先稀釋於泡澡和淋浴用的中性基劑）。

口　服 推薦 ★★★。

吸　聞 推薦 ★★★。

我們之所以喜愛它，是因為……

它是最平衡的精油：有助於恢復神經和荷爾蒙的穩定。

特性

- **幫助吸收飲食中的糖分。**
- **抗菌、抗黴菌感染。**
- **止血。**
- **促進傷口癒合。**
- **讓皮膚緊緻而「透亮」。**
- 止痛。
- 消炎。
- 滋補身體。

適應症

- **各種皮膚問題：**青春痘、濕疹、搔癢、膿疱瘡、黴菌感染、預防妊娠紋。
- **糖尿病、暴飲暴食、低血糖。**
- **超重、水腫、橘皮組織。**
- 流鼻血、流血。
- 疲勞。

使用建議

皮膚問題：

塗抹 **4～5**滴玫瑰天竺葵純精油於受損皮膚或感染患部（如

局部小面積），或以**10%**濃度稀釋於植物油（如較大範圍的皮膚），亦即**4**滴玫瑰天竺葵精油稀釋於**40**滴植物油。

血糖難以平衡：

口服 **1**滴玫瑰天竺葵精油，先滴在中性錠片，再放入嘴裡融化吸收，每日**3**回。

身形管理：

按摩 用**5**滴玫瑰天竺葵精油加**50**滴昆士蘭堅果油調合，按摩有需要處理的部位。

流血：

塗抹 在乾淨的布上倒**1～2**滴玫瑰天竺葵精油後塗抹患處。若是流鼻血，就用同樣的原則，在鼻腔內放入一個「小棉球」。

提神擴香：

擴香 用擴香儀加**1ml**玫瑰天竺葵精油，早上和午休後在所處的空間擴香。

其他可能的用法

玫瑰天竺葵植物在傳統上是用來驅趕昆蟲。這種植物的精油也不例外。可以將玫瑰天竺葵精油和植物油以**10%**的比例

（1滴精油對10滴昆士蘭堅果油）調合，把它當成驅蟲劑塗抹在身上。對於各種蟲咬（蚊子、蜘蛛、黃蜂、跳蚤……），可以直接塗抹1滴純精油以治療。

禁忌症和注意事項

- 關於孕婦或哺乳期婦女以及過敏的注意事項，請參閱引言。
- 玫瑰天竺葵精油可以替代玫瑰精油來使用，即使它香氣略遜一籌比較不那麼細緻，但也可以加入緊緻霜來塗抹臉或身體。

20 薑 *Zingiber officinale*

主要適應症

- 提升性慾
- 消化系統問題

科　　別：薑科

產　　地：中國、象牙海岸

萃取部位：根莖

氣味類型：溫暖、辛香調

可能的用法

塗抹皮膚 推薦 ★★（但必須先稀釋）。

泡　　澡 推薦 ★（都要先稀釋於泡澡和淋浴用的中性基劑）。

口　　服 推薦 ★★★。

吸　　聞 不建議。

我們之所以喜愛它，是因為……

它是男性的好朋友，能溫暖他們的身體和心靈。然而，它並非僅限於男性使用！

特性

- 激勵性生活。
- 促進消化和腸道蠕動。
- 止痛、消炎。
- 防噁心。

適應症

- 疲勞（身體與心理）。
- 性冷感、性功能障礙。
- 食慾不振、消化緩慢、便祕、腹脹。
- 暈車和噁心。
- 肌肉與風濕痛。

使用建議

疲勞：

塗抹 **3**滴薑精油稀釋於**30**滴甜杏仁油，塗抹於太陽神經叢、頸部和整個脊椎。

性慾：

塗抹 **3**滴薑精油稀釋於**30**滴甜杏仁油，塗抹於下腹部、下背和整個脊椎。

消化不良與暈車：

塗抹 **3**滴薑精油稀釋於**30**滴甜杏仁油或昆士蘭堅果油，塗抹於腹部。

口服 將**1**滴薑精油點在中性錠片、方糖或一小勺蜂蜜，再放入嘴裡融化吸收。

疼痛：

塗抹 **2**滴薑精油稀釋於**1**湯匙植物油（最好用聖約翰草浸泡油或山金車浸泡油），塗抹於疼痛部位。

其他可能的用法

在處理掉髮問題，男性非常喜歡用薑精油。在平常使用的洗髮精劑量中，只需直接加入**1**～**2**滴薑精油即可。

注意事項

建議使用薑精油來預防懷孕初期的害喜。

21 丁香花苞 *Syzygium aromaticum*

主要適應症

- 抗菌
- 止痛

科　　別：桃金孃科

產　　地：馬達加斯加

萃取部位：花蕾（花苞）

氣味類型：新鮮、辛香調、強烈、「像在牙醫診所裡的味道」

可能的用法

塗抹皮膚 推薦 ★★（但需稀釋）。

泡　　澡 不建議。

口　　服 推薦 ★★★。

吸　　聞 不建議。

我們之所以喜愛它，是因為……

它有令人驚嘆的麻醉作用和強大的抗感染特性，尤其在牙痛時，它就是不可或缺的選擇。

特性

- **抗菌、防腐、抗病毒、抗真菌、抗寄生蟲。**
- **立即的牙齒麻醉（和殺菌）效果。**
- 幫助消化。
- 有催情作用，能夠全面激勵身心活力。

適應症

- **所有的牙齦膿腫和牙痛（以及口腔問題）：**蛀牙、口腔潰瘍、扁桃腺炎、牙齒和牙齦疼痛（即使原因不明）、拔牙後的疼痛。
- 身體和大腦的疲勞。
- 腸道感染（旅行者腹瀉、寄生蟲或其他）。
- 尿道、呼吸系統、病毒的感染：所有類型**（但診斷和處方應由治療師決定）**。

使用建議

所有牙齒問題：

塗抹 **1**滴丁香花苞純精油於患部（蛀牙、口腔潰瘍、牙齦膿腫），用棉花棒沾精油塗抹並在患部停留幾秒鐘，若可能的話，停留時間可以久一點。對黏膜非常敏感的人，在初次使用時先做測試，接觸範圍避免大於會痛的牙齦，接觸牙齦的時間也不要太久，因為這款精油對皮膚非常刺激。每天使用多次（若是拔牙，就在拔牙前後使用）。

漱口 先將**3**滴丁香花苞精油與少許酒精調合，再倒入一杯水。以此特調的漱口水漱漱口，然後吐出來。

疲勞：

塗抹 **2**滴丁香花苞精油與**10**滴甜杏仁油或昆士蘭堅果油調合，沿著脊椎兩側塗抹並按摩。

腸道感染：

塗抹 **2**滴丁香花苞精油與**10**滴甜杏仁油調合，並按摩腹部。

其他可能的用法

可以在熱菜或冷盤，鹹食或甜點裡加入**1**滴丁香花苞精油，注意要先將它稀釋於**1**湯匙的油（最好用橄欖油）或蜂蜜。

禁忌症和注意事項

- 關於孕婦或哺乳期婦女以及過敏的注意事項，請參閱引言。
- 不要連續使用丁香花苞精油超過**1**週。
- 禁用於**7**歲以下小孩。
- 切勿直接將丁香花苞純精油塗抹在皮膚上！

22 義大利永久花 *Helichrysum italicum*

主要適應症

- 瘀傷
- 循環問題

科　　別：菊科

產　　地：科西嘉島

萃取部位：開花之全株藥草

氣味類型：強烈、辛香調

可能的用法

塗抹皮膚 推薦★★★★（局部小面積可直接用1～2滴純精油，或與其他精油和植物油調合，以便使用於大範圍的多次塗抹或敏感肌膚）。

泡　澡 推薦★★（都要先稀釋於泡澡和淋浴用的中性基劑；這種精油價格昂貴，只需加2滴跟其他精油協同作用，這樣就可以「節省」用量）。

口　服 推薦★。

吸　聞 不建議。

我們之所以喜愛它，是因為……

它是我們必備的家庭良伴，尤其是家裡有剛學走路的寶寶、活蹦亂跳的孩子以及運動員。它就像魔法一樣會讓瘀傷消失！

特性

- **化瘀。**
- **促進血液循環。**
- 促進皮膚癒合與緊緻。
- 消炎、鎮痛。

適應症

- **撞傷、瘀青、腫塊、挫傷（扭傷……）。**
- **因醫美或重建手術引起的血腫。**
- **酒糟性皮膚炎、皮膚龜裂。**
- **痔瘡。**
- 所有循環問題：靜脈炎、靜脈曲張、雷諾氏症候群等。

使用建議

瘀傷：

塗抹 在皮膚受到撞擊後盡快用**2～3**滴義大利永久花純精油塗抹患部，每隔**15**分鐘塗抹一次以避免瘀青。若瘀青已形成，則每天**3～4**次，塗抹時輕柔按摩即可。

其他皮膚問題：

塗抹 2～3滴義大利永久花純精油於受損皮膚或感染患部，若是小面積則直接塗抹；若要處理的皮膚範圍較大，則需稀釋10%（即加入20～30滴瓊崖海棠油或甜杏仁油）。

循環問題：

按摩 調合2滴義大利永久花精油與20滴植物油（最好用山金車浸泡油或瓊崖海棠油），並以此調合油按摩需處理的部位。

其他可能的用法

若循環問題伴隨著橘皮組織的話，可以用10%濃度的比例將義大利永久花精油加入均等的山金車浸泡油和昆士蘭堅果油（1滴精油對10滴植物油），按摩要處理的部位。

禁忌症和注意事項

- 關於孕婦或哺乳期婦女以及過敏的注意事項，請參閱引言。
- 在懷孕或哺乳期間，女性可以在瘀傷處直接塗抹2滴義大利永久花純精油，持續1～2天。
- 不要將科西嘉島的高品質義大利永久花精油與其他來自南

斯拉夫、巴爾幹半島或馬達加斯加的品種混為一談。

- 義大利永久花精油對血液沒有稀釋作用，因而對正在服用抗凝血治療的人也沒有使用禁忌。

23 月桂 *Laurus nobilis*

主要適應症

- 呼吸系統疾病
- 病毒引起的疾病

科　　別：樟科

產　　地：巴爾幹半島

萃取部位：葉片

氣味類型：藥草香、強烈、「像廚房裡的味道」

可能的用法

塗抹皮膚 推薦 ★★（局部小面積可直接用1～2滴純精油，或與其他精油和植物油調合，使用於大範圍的多次塗抹或敏感肌膚）。注意！使用月桂精油可能有過敏反應：初次使用時，先在手肘內側沾一滴並等待幾小時的測試。若沒有任何反應，就可以放心塗抹。

泡　澡 推薦 ★★（都要先稀釋於泡澡和淋浴用的中性基劑）。

口　服 推薦 ★★★。

吸　聞 推薦 ★。

我們之所以喜愛它，是因為……

這是一款極其有效、多功能且耐受度高的精油（除了某些嚴重過敏的情況外）。如果你只打算為家庭藥箱購買幾種精油的話，月桂精油絕對是必備之選！

特性

- **抗菌、抗病毒和抗黴菌感染。**
- **促進呼吸道分泌物的排出（如咳嗽……）。**
- 強效止痛。
- 調節神經。

適應症

- **「冬季」的呼吸道疾病：**流感、感冒。
- **病毒引起的疾病（各種類型）：**腸胃炎等。
- 口腔內的疼痛和傷口：蛀牙、口腔潰瘍、牙齦發炎、原因不明的牙痛。
- 神經痛。
- 皮膚感染：青春痘、疔瘡、黴菌感染、甲溝炎。
- 心累、「士氣低落」、最近對自己沒信心：求職面試、期末考，能帶來平靜力量的精油！

使用建議

呼吸系統疾病：

塗抹 **10**滴月桂純精油於前胸，**10**滴於後背，每天**6**次（特別是咳嗽時）。若是肌膚敏感的人，可用**1**滴精油與**9**滴植物油（昆士蘭堅果油或甜杏仁油），以同樣方式塗抹於胸腔和上背。

腸胃炎：

塗抹 **5**滴月桂純精油（若是肌膚敏感者，再加**20**滴甜杏仁油或昆士蘭堅果油）於腹部，每天**6**次。

口腔：

塗抹 **2**滴月桂純精油於口腔患部（用棉花棒直接塗抹，輕鬆搞定），每天**3～4**次，直到完全復原。

皮膚、神經痛：

塗抹 **3**滴月桂精油稀釋於**12**滴山金車浸泡油或聖約翰草浸泡油，局部塗抹患部。

疲勞和神經失衡：

塗抹 **1**滴月桂精油加**10**滴甜杏仁油調合，塗抹於太陽神經叢和整個脊椎。

嗅聞 也可以在手腕內側沾**1**滴月桂純精油，然後吸聞。

其他可能的用法

調合1滴月桂精油、1滴甜杏仁油和1滴摩洛哥堅果油，塗抹眉毛。月桂精油促進眉毛再生的特性令人刮目相看。

禁忌症和注意事項

- 關於孕婦或哺乳期婦女以及過敏的注意事項，請參閱引言。
- 月桂精油可能會引起過敏。初次使用時，請先在手腕內側或手肘彎曲處做小局部測試，以避免使用在皮膚更大範圍時出現過敏反應。

24 穗花薰衣草 *Lavandula latifolia*（或 *Lavandula spica*）

主要適應症
- 昆蟲叮咬
- 灼傷

科　　別：唇形科
產　　地：西班牙
萃取部位：開花之全株藥草
氣味類型：清涼感、「像藥草的味道」

可能的用法

塗抹皮膚　推薦 ★★★★★（局部小面積可直接用1～2滴純精油，或與其他精油和植物油調合，以便使用於大範圍的多次塗抹或敏感肌膚）。

泡　　澡　推薦 ★★（都要先稀釋於泡澡和淋浴用的中性基劑）。

口　　服　推薦 ★。

吸　　聞　推薦 ★（不要嗅聞太久）。

我們之所以喜愛它，是因為……

它是一種能消除所有叮咬、灼傷和咬傷痕跡的魔法精油。絕對是家庭保健箱的必備精油，尤其是在暑假期間。

特性

- **抗毒、抗蛇毒液。**
- **止痛。**
- 促進癒合。
- 適用於所有皮膚問題（如青春痘、傷口、黴菌感染、乾癬、皰疹……）。
- 補強身體、消除疲勞。
- 祛痰。

適應症

- **濕咳。**
- **螫傷、咬傷**（所有動物、昆蟲、植物）。
- **一度和二度燒燙傷，**包括曬傷。
- 青春痘。
- 皰疹。
- 帶狀皰疹。

使用建議

螫傷、咬傷、灼傷：

塗抹 **3～6**滴穗花薰衣草純精油於受傷患部，每天**3～4**次。（若剛剛被灼傷、咬傷或螫傷，則每**15**秒塗抹一次，持續**2**分鐘，然後每**15**分鐘一次，持續**2**小時。但是，若被蛇咬，這樣處理就不夠，必須緊急就醫。）

若灼傷面積較大（例如，背部曬傷），調合**5**滴穗花薰衣草精油與**5**滴聖約翰草浸泡油和**5**滴玫瑰果油後使用。

青春痘：

塗抹 **2**滴穗花薰衣草純精油塗抹於痘痘和黑頭粉刺，每天**2～4**次。

疱疹：

塗抹 **2**滴穗花薰衣草純精油塗抹於膿疱，每天至少**8**次。

帶狀疱疹：

塗抹 **2**滴穗花薰衣草精油與**2**滴聖約翰草浸泡油，沿著神經會痛的部位塗抹，每天**6**次，直到痊癒（大約**10～15**天）。

其他可能的用法

穗花薰衣草精油對牙痛有很好的鎮痛效果。調合**2**滴該精油與**1**滴椰子油，用指尖直接按摩疼痛患部及其周圍的牙齦。視需求可以塗抹多次。

禁忌症和注意事項

關於孕婦或哺乳期婦女以及過敏的注意事項，請參閱引言。

25 真正薰衣草 *Lavandula angustifolia*

主要適應症

- 壓力
- 皮膚問題
- 抗菌

科　　別：唇形科

產　　地：法國

萃取部位：開花之全株藥草

氣味類型：獨特、清新、舒服、花香調、輕盈感

可能的用法

塗抹皮膚 推薦 ★★★★（局部小面積可直接用1～2滴純精油，或與其他精油和植物油調合，使用於大範圍的多次塗抹或敏感肌膚）。

泡　澡 推薦 ★★★（都要先稀釋於泡澡和淋浴用的中性基劑）。

口　服 推薦 ★★。

吸　聞 推薦 ★★★★。

我們之所以喜愛它，是因為……

它簡直是太棒了。如果你只要買一支精油，就是它了。真正薰衣草精油不僅效果顯著，而且耐受性高，價格也很實惠！

特性

- **非常抗壓、鎮靜、鎮定、抗憂鬱。**
- **對皮膚有促進癒合和再生作用。**
- **抗菌（廣效）。**
- **防蝨。**
- 肌肉放鬆、強效抗痙攣。
- 止痛。

適應症

- **失眠、輕微或嚴重的易怒、焦慮發作和潛在的焦慮、壓力。**
- 心跳過速、神經性氣喘、消化不良引起的疼痛、頭痛、噁心、嘔吐等。
- **所有皮膚問題和感染：**青春痘、過敏、灼傷（包含刮鬍後紅腫）、疤痕、酒糟性皮膚炎、濕疹、褥瘡、搔癢、感染、昆蟲叮咬（所有昆蟲）、傷口、乾癬、潰瘍、妊娠紋。
- 抽筋、肌肉攣縮和痙攣。
- 消化系統痙攣。
- 風濕病。
- 防蝨。

使用建議

神經系統問題：

塗抹 2滴真正薰衣草精油稀釋於20滴植物油（最好用甜杏仁油），沿著脊椎兩側、足弓、太陽神經叢和／或手腕內側塗抹並按摩。

吸聞 在擴香儀裡用1ml（約20滴）真正薰衣草精油，白天擴香（鎮靜）和／或晚上（助眠）。

泡澡 先將10滴真正薰衣草精油稀釋於1湯匙泡澡和淋浴用的中性基劑，再倒入已經放好的熱水中。泡在浴缸裡好好放鬆20分鐘，擦乾身體後不需沖洗，直接上床睡覺。若是芳香淋浴：在1湯匙泡澡和淋浴用的中性基劑裡加入5～8滴精油。

皮膚：

塗抹 2～4滴真正薰衣草純精油於發炎或感染的部位。

疼痛（肌肉、風濕、消化不良）：

塗抹 2～4滴真正薰衣草精油稀釋於1湯匙瓊崖海棠油或山金車浸泡油或聖約翰草浸泡油，直接塗抹於疼痛部位（若是消化不良的疼痛，就按摩腹部）。

泡澡 先稀釋10滴真正薰衣草精油於1湯匙泡澡和淋浴用的中性基劑或牛奶，再倒入已經放好的熱水中。泡澡20分鐘，擦乾身體後不需沖洗，直接上床睡覺。

消化系統的痙攣：

口服 2滴真正薰衣草精油（可滴在中性錠片、1茶匙橄欖油或**1/4**塊方糖）。每日**3**回。

其他可能的用法

真正薰衣草精油的用法極為廣泛！它可以讓菜色增添風味（你有嚐過薰衣草口味的水果沙拉或焦糖烤布蕾嗎？）、讓衣櫃（在利摩日製做的陶瓷擴香石或木塊上滴**5**～**15**滴）和衣服（噴真正薰衣草純露）香香的、還可以用來給房間除臭（在小碟上倒幾滴真正薰衣草精油薰香）等。

食譜

薰衣草口味的羊乳酪沙拉

4人份材料：

1顆萵苣（或其他綠色沙拉）・2塊羊乳酪・4片雜糧麵包・1大湯匙橄欖油・1小茶匙芥末・1/2顆檸檬・4茶匙蜂蜜・1～2滴真正薰衣草精油・鹽、胡椒

預熱烤箱。將蜂蜜均勻塗抹在麵包上。將羊乳酪對半橫切。在盤子或烤架上，將4片麵包並排放好。在每片麵包上放半塊羊乳酪。放入烤箱烤10分鐘，不要超過10分鐘！同時準備沙拉：清洗蔬菜，製作沙拉醬（用橄欖油、真正薰衣草精油、芥末、檸檬汁、一點點鹽和胡椒調味）。當麵包一出爐，就可以與沙拉一起上桌。

食譜

普羅旺斯風味的英式奶油

4人份材料：

50 cc牛奶・5顆雞蛋・10 cc液態蜂蜜・1滴真正薰衣草精油

預熱烤箱至150℃。同時將牛奶倒入鍋裡加熱。

準備雞蛋，將蛋黃和蛋清分開。將蛋黃、蜂蜜和真正薰衣草精油一起打發。

當牛奶開始煮沸時，倒入蛋黃混合物中，快速而不停地攪拌。

將英式奶油倒入小模子，再隔水加熱（放入裝有半滿水的烤盤中）烘烤30～40分鐘。

從烤箱取出並等它冷卻，放入冰箱冷藏後享用。搭配薰衣草口味的酥餅一起品嚐！

禁忌症和注意事項

- 關於孕婦或哺乳期婦女以及過敏的注意事項，請參閱引言。
- 然而，真正薰衣草精油完全無害，適用於嬰兒（從**3**個月起最多使用**1**滴）、幼兒以及任何年齡的孩子。

26 （真正薰衣草與穗花薰衣草的混種）超級醒目薰衣草

Lavandula x burnatii, clone super

主要適應症

- 肌肉疼痛、抽筋
- 癢（搔癢）
- 蝨子

科　　別：唇形科

產　　地：法國、西班牙、義大利

萃取部位：開花之全株藥草

氣味類型：類似真正薰衣草、花香和木質調、清新

可能的用法

塗抹皮膚 推薦 ★★★（局部小面積可直接用1～2滴純精油，或與其他精油和植物油調合，以便使用於大範圍的多次塗抹或敏感肌膚）。

泡　澡 推薦 ★★★（都要先稀釋於泡澡和淋浴用的中性基劑）。

口　服 推薦。

吸　聞 推薦 ★（擴香或滴在枕頭上)。

我們之所以喜愛它，是因為……

這是真正薰衣草與穗花薰衣草的「混種」，非常強韌，萃取率又高。因此，它是一種具有許多療效又價格合理的精油。

特性

- **抗痙攣。**
- **處理抽筋、全身痠痛、攣縮。**
- **鎮痛。**
- 運動前的肌肉暖身準備。
- 促進傷口癒合、止癢。
- 放鬆。

適應症

- **肌肉疲乏與疼痛：**全身痠痛、攣縮、抽筋。
- **運動前暖身準備。**
- **皮膚的小困擾：**昆蟲叮咬、小灼傷、曬傷、碰觸到蕁麻產生的刺痛、搔癢。
- 神經系統問題：輕微失眠、輕度壓力。
- 熱潮紅（尤其是壓力引發的）。

使用建議

舒緩肌肉（預防、護理）：

塗抹 **2**滴超級醒目薰衣草精油和**2**滴樟腦迷迭香精油，稀釋於**1**湯匙山金車浸泡油或瓊崖海棠油，塗抹並按摩不適的肌肉部位。

運動後：

泡澡 先調合**10**滴超級醒目薰衣草精油和**1**湯匙泡澡和淋浴用的中性基劑，再倒入已放好熱水的浴缸，並泡澡**20**分鐘。

皮膚問題：

塗抹 幾滴超級醒目薰衣草純精油（若是小面積）於受傷、被蟲咬、灼傷或發癢的皮膚，或稀釋於聖約翰草浸泡油或大麻籽油（若是大範圍）。

失眠：

吸聞 晚上睡覺時，**2**滴超級醒目薰衣草精油滴在枕頭上。

擴香 當準備睡覺時，就是在刷牙、閱讀或做其他事情的那段時間，用**5**滴超級醒目薰衣草精油在房間裡擴香**10**分鐘。

泡澡 用**10**滴超級醒目薰衣草精油稀釋於**2**湯匙泡澡和淋浴用的中性基劑或牛奶。

神經緊張：

口服 **2**滴超級醒目薰衣草純精油，直接滴在舌下或稀釋於橄欖油、蜂蜜或方糖，視需求而每日服用**1**～**3**回。

吸聞 在面紙上沾幾滴超級醒目薰衣草精油，視需求而每天深深嗅聞**2**～**3**次。

蝨子：

（參閱：「強效」處理！，參考第227頁）

其他可能的用法

超級醒目薰衣草精油是處理各種痙攣的好解方。若你常常苦惱這些討厭的痙攣症狀，請調製以下配方：

舒緩痙攣配方

在瓶子裡倒入10ml山金車浸泡油和10ml瓊崖海棠油，加入30滴超級醒目薰衣草精油、10滴樟腦迷迭香精油和10滴薑精油，搖勻。每當痙攣時，以此調合油慢慢按摩整個攣縮部位。

禁忌症和注意事項

- 關於孕婦或哺乳期婦女以及過敏的注意事項，請參閱引言。
- 在懷孕和哺乳期間，即使被螫傷或灼傷，請優先選擇真正薰衣草精油。
- 若你是運動員或好動的人，超級醒目薰衣草精油對你會很有幫助。

- 不要將超級醒目薰衣草精油與真正薰衣草精油（更抗壓）或穗花薰衣草精油（更適合處理灼傷／蟲咬）混淆。這三種「薰衣草」具有不同的化學分子，因此功效也會截然不同。
  - 真正薰衣草植株可以長到 **50**公分高。它喜歡溫暖、光線和空間。自然生長在海拔**1000**公尺以上。
  - 穗花薰衣草在內陸地區的灌木叢中開花。
  - 超級醒目薰衣草則種在較低海拔處——是真正薰衣草和穗花薰衣草的雜交種——可惜的是常用農藥，所以最好是購買有機等級的精油。

27 檸檬香茅 *Cymbopogon citratus*

主要適應症

- 壓力
- 平衡神經系統
- 黴菌感染

科　　別：禾本科

產　　地：熱帶亞洲、印度、斯里蘭卡、越南

萃取部位：葉片

氣味類型：新鮮、草本、檸檬味、果香……很好吃的感覺！

可能的用法

塗抹皮膚 推薦 ★★★（需稀釋5%）。

泡　　澡 推薦 ★★★（都要先稀釋於泡澡和淋浴用的中性基劑）。

口　　服 推薦 ★★。

吸　　聞 推薦 ★★★，嗅聞、吸入、擴香。

我們之所以喜愛它，是因為……

特別具有鎮靜和安神作用，是放鬆和助眠的重要精油之一，能緩解不安、壓迫感和焦慮感。還具有擴張血管作用，能處理橘皮組織和靜脈曲張。

特性

- **鎮靜、安神。**
- **平衡神經系統。**
- **抗黴菌感染。**
- **紓解腫脹充血和排水。**
- 抗病毒。
- 消炎、鎮痛。
- 驅蟲（蝨子和昆蟲）。

適應症

- 壓力、焦慮、睡眠問題。
- 黴菌感染。
- 橘皮組織、水分滯留體內（水腫）。
- 帶狀疱疹。
- 驅蚊、防蝨。
- 失聲、喉嚨痛、油性髮質。

使用建議

睡眠問題（7歲以上）：

口服 倒2滴檸檬香茅精油在中性錠片，含在嘴裡融化吸收。晚餐和就寢時各服用一回，為期2週。

外加吸聞 就寢時在手帕或枕頭上倒3～4滴，深深吸聞4～5次。

神經系統失衡：

口服 倒2滴檸檬香茅純精油在中性錠片，再放入嘴裡融化吸收。每日3回，每週5天，為期3週。

香港腳：

塗抹 2滴檸檬香茅純精油於腳趾間有感染的患部。

雙腿沉重又腫脹：

按摩 用5滴檸檬香茅精油稀釋於2茶匙瓊崖海棠油，每天按摩腿（從下往上）2次，持續8～10天。

其他可能的用法

檸檬香茅精油有擴張血管的作用，能促進頭皮的血液循環，可用來處理因各種因素造成的掉髮問題。

減少掉髮配方

將5滴檸檬香茅精油稀釋於5 ml蓖麻油。按摩時輕輕拉起頭髮以牽動頭皮，靜置20分鐘後清洗乾淨。

禁忌症和注意事項

- 關於孕婦或哺乳期婦女以及過敏的注意事項，請參閱引言。
- 7歲以下小孩請勿口服。

28 熏陸香 *Pistacia lentiscus*

主要適應症

- 雙腿沉重
- 痔瘡
- 攝護腺

科　　別：漆樹科
產　　地：摩洛哥
萃取部位：枝葉
氣味類型：強烈、草本味

可能的用法

塗抹皮膚 推薦 ★★★★（局部小面積可直接用1～2滴純精油，或與其他精油和植物油調合，以便使用於大範圍的多次塗抹或敏感肌膚）。

泡　澡 推薦 ★★★（都要先稀釋於泡澡和淋浴用的中性基劑）。

口　服 推薦 ★。

吸　聞 不建議。

藥局調製 栓劑（用於痔瘡）。

我們之所以喜愛它，是因為……

關於血液循環的所有問題，熏陸香根本就是必備精油。

特性

- **紓解靜脈、淋巴和攝護腺的腫脹充血。**
- 抗痙攣。
- 激勵、促進再生。

適應症

- **雙腿沉重和循環問題**（輕微或嚴重的：靜脈曲張、痔瘡）。
- **各種腫脹充血：**子宮、攝護腺等。
- **攝護腺問題**（特別是長輩）。
- 痙攣性的消化系統疼痛：結腸炎、脹氣、消化性潰瘍。

使用建議

雙腿沉重、靜脈曲張：

塗抹 **5**滴熏陸香精油和**50**滴瓊崖海棠油於需要處理的部位。每天早、晚各一次。

痔瘡：

塗抹 **2**滴熏陸香精油和**5**～**6**滴瓊崖海棠油，在每次如廁和排便後塗抹於痔瘡患部。

攝護腺：

塗抹 先將精油稀釋於瓊崖海棠油（均等比例：**5**滴熏陸香精油／**5**滴瓊崖海棠油）並按摩下腹和下背。

口服 倒1滴熏陸香精油在小方糖或蜂蜜，再放入嘴裡融化吸收，每日3回。

其他可能的用法

若患有鼻竇炎，它能紓解腫脹充血的症狀，並使人感到舒適：將3滴熏陸香精油調合30滴甜杏仁油，然後按摩太陽穴周圍和前額（不舒服的鼻竇部位）。

禁忌症和注意事項

- 關於孕婦或哺乳期婦女以及過敏的注意事項，請參閱引言。
- 對腎臟功能不全的人，不建議口服。

29 山雞椒 *Litsea cubeba*

主要適應症

- 睡眠問題、壓力、憂鬱
- 青春痘
- 發炎

科　　名：樟科

產　　地：越南、中國、台灣、日本、美洲、大洋洲

萃取部位：新鮮果實

氣味類型：新鮮檸檬和花香調，讓人想起檸檬馬鞭草。

可能的用法

塗抹皮膚 推薦★★。

泡　澡 推薦。

口　服 推薦。

吸　聞 推薦★★★（透過嗅聞、吸入或擴香）。

我們之所以喜愛它，是因為……

這是一個通往嗅覺、味覺（在烹飪中有其獨到之處）和情感的完整感官體驗。

特性

- **極具放鬆效果，因為緊張或不愉快而難以入睡時可以助眠，並趕走悲觀的想法。**
- 抗病毒和強力抗菌作用，能消除難聞的氣味。一種具有「特殊」香氣的空氣淨化。
- 像檸檬香茅精油一樣，具有抗寄生蟲、抗黴菌感染。內服和外用都有效。
- 具有鎮痛和消炎作用。因而用在按摩止痛非常有效。
- 驅蟲。

適應症

- **情緒低落、憂鬱、無來由的憂傷、悲傷……**缺乏生活樂趣（與檸檬馬鞭草用途一樣，但成本較低）。
- **失眠。**
- 油性肌膚、油性髮質。
- 青春痘、頭皮屑、頭皮癢。
- 消化系統疼痛（結腸炎、發炎……）。
- 消化系統和皮膚的黴菌感染，以及其他由真菌感染引起的症狀。
- 風濕病。
- SOS 緊急驅蟲！

使用建議

入睡、壓力：

塗抹 調合**3**滴山雞椒精油和**10**滴植物油（甜杏仁油、昆士蘭堅果油等），在晚餐後和睡前按摩前胸和手腕內側，為期**6**週。

情緒低落：

擴香 每次需要時就用**30**滴山雞椒精油擴香**15**分鐘。

青春痘：

塗抹 在**30 ml**深色玻璃瓶中，調合**5**滴山雞椒精油與**1**湯匙黑種草油和**1**湯匙荷荷芭油。每晚梳洗後，以此調合油數滴塗抹青春痘部位（臉、背、頸部）。

其他可能的用法

止痛配方

作為局部止痛按摩油，用於膝蓋、腳踝、肩膀、手指……，按比例以2滴山雞椒精油稀釋於10滴山金車浸泡油。

禁忌症和注意事項

- 可以用在7歲以上小孩，但連續使用不超過**1～2**天。
- 塗抹在皮膚時，請務必稀釋於植物油。
- 塗抹後避免曝露於陽光下。
- 請諮詢健康專業人士，特別若是因甲狀腺或腦下垂體問題正在接受治療的話，請聯繫你的內分泌科醫師。
- 關於孕婦或哺乳期婦女以及過敏的注意事項，請參閱引言。

30 綠桔 *Citrus reticulata blanco*

主要適應症

- 壓力、失眠、焦慮、不安
- 孩子煩躁
- 消化緩慢

科　　別：芸香科

產　　地：原產於亞洲，現在於地中海沿岸（西班牙、義大利、馬格里布），以及美國、墨西哥、巴西

萃取部位：果皮

氣味類型：果香調、酸酸的，就是橘子的味道！

可能的用法

塗抹皮膚 推薦★★（局部小面積可直接用1～2滴純精油，或與其他精油和植物油調合，以便使用於大範圍的多次塗抹或敏感肌膚）。

泡　　澡 推薦★★★（都要先稀釋於泡澡和淋浴用的中性基劑）。

口　　服 推薦★★。

對於以上用法：都需謹慎使用，因為綠桔精油有光敏性風險。

吸　　聞 推薦★★。

我們之所以喜愛它，是因為……

小孩超愛，甚至幼兒也一樣！綠桔精油能撫慰小孩，讓他們安靜下來，深度放鬆，進入甜美的夢鄉……更重要的是，它聞起來有「熟悉的感覺」。

特性

- **安撫、鎮定、令人安心、微微的催眠作用。**
- 滋養皮膚。
- 鎮靜。

適應症

- **神經系統問題：**易怒、焦慮、恐懼、緊張、「高壓的」氛圍、失眠（難以入睡、夜間醒來、早醒……）。
- 消化系統問題：噁心、胃痛、胃食道逆流、消化緩慢。
- 皮膚保養：逆齡、皮膚鬆弛、妊娠紋、橘皮組織。
- 皮膚感染：青春痘、疣等。

使用建議

助眠，預防夜間醒來：

倒 **2～3**滴綠桔精油在面紙上，放在小孩（甚至是幼兒）和成人的枕邊。

回復平靜的氛圍（緊張的成人、過度興奮的小孩……）：

擴香 在生活空間裡用**6**滴綠桔精油擴香**15**分鐘左右。最好的搭配是調合**3**滴綠桔精油和**3**滴真正薰衣草精油。

恐懼、壓力來襲：

口服 倒**1**滴綠桔精油在中性錠片（推薦）或一點點蜂蜜，放入嘴裡融化吸收，每日**1～3**（最多）回。

妊娠紋

塗抹 在日常使用的身體油（甜杏仁油、摩洛哥堅果油、椰子油、乳油木果油、仙人掌籽油……）加入**2**滴綠桔精油，並在有妊娠紋的部位慢慢按摩久一點。

消化不良：

口服 在不舒服時，服用**1**滴綠桔精油稀釋於一點點橄欖油。

皮膚的小問題（青春痘、疣……）：

塗抹 **1～2**滴綠桔精油（取決於要處理的皮膚面積）加入你的保養霜、保濕油或保養油（荷荷芭油或黑種草油），早上用（若要處理的部位在白天可以覆蓋起來曬不到太陽，以避免有光敏反應的風險），否則就晚上塗抹。至於疣的話，請每天用**1**滴綠桔精油直接塗抹患部。

其他可能的用法

綠桔精油是一種天然的逆齡保養品。

「凍齡」小訣竅：加強你日常的保濕護理！

晚上梳洗後，用清涼的水把臉打濕。然後在手心倒入1滴玫瑰果油和1滴綠桔精油，再與你的保濕晚霜調合使用。

早上則用1滴芳樟精油取代綠桔精油。

禁忌症和注意事項

- 關於孕婦或哺乳期婦女以及過敏的注意事項，請參閱引言。
- 請注意，綠桔精油的光敏性很強：曝曬於陽光下會產生永久性的曬斑。在陽光普照的日子裡，請勿在外出前塗抹……只能在晚上回家後使用。即使是待在城市裡也一樣，要留意！
- 在氣味上，綠桔精油比紅桔精油更為穩定，若可以選擇的話，請優先選擇綠桔。
- 透過口服使用途徑，只能偶爾為之，持續幾天就好。

31 甜馬鬱蘭 *Origanum majorana*

主要適應症

- 壓力

科　　別：唇形科
產　　地：埃及
萃取部位：開花之全株藥草
氣味類型：強烈、溫暖、細緻

可能的用法

塗抹皮膚 推薦 ★★★★（局部小面積可直接用1～2滴純精油，或與其他精油和植物油調合，使用於大範圍的多次塗抹或敏感肌膚）。

泡　澡 推薦 ★★★（都要先稀釋於泡澡和淋浴用的中性基劑）。

口　服 推薦 ★★★。

吸　聞 推薦 ★★。

我們之所以喜愛它，是因為……

甜馬鬱蘭處理因神經引起的問題之效果非常顯著，尤其是壓力方面。

特性

- **立即舒緩、重拾平衡。**
- 消除疲勞，恢復「活力」。
- 鎮咳。
- 對性慾有極強的鎮靜作用、減少情慾（降低性慾）。

適應症

- **戒菸。**
- **暴食症。**
- **壓力、各種阻塞、緊張、恐懼、焦慮、失眠、攻擊行為、性成癮等。**
- **神經失調引起的身體症狀：**肌肉攣縮（背痛、抽筋……）、各種疼痛、神經性咳嗽、呼吸困難、心律不整、容易痙攣體質、消化不良（包括腹脹）、胃潰瘍。
- 極度疲勞（若與重大壓力相關）。
- 乾咳。

使用建議

戒菸、暴食症、壓力：

塗抹 **3～4**滴甜馬鬱蘭純精油，並按摩太陽神經叢、脊椎、足弓。早、晚各一次。

吸聞 倒3～4滴甜馬鬱蘭純精油在手腕內側，再深呼吸嗅聞。

壓力引起的疼痛：

塗抹 調合2滴甜馬鬱蘭精油與20滴瓊崖海棠油，每天按摩2次疼痛部位。

若是消化系統疼痛（腹脹、消化性潰瘍……）：

口服 2滴甜馬鬱蘭精油，滴在中性錠片、1茶匙橄欖油或蜂蜜，或1／4顆方糖，每當疼痛時（若是偶發的）服用；或餐前服用，持續20天（若是慢性疼痛）。

疲勞：

口服 2滴甜馬鬱蘭精油，滴在中性錠片服用，每日2回，持續20天。

塗抹 調合2滴甜馬鬱蘭精油與20滴瓊崖海棠油，沿著脊椎按摩，每天2次。

其他可能的用法

悲傷時，在兩手腕內側各沾1滴甜馬鬱蘭精油，並深呼吸吸聞。

禁忌症和注意事項

- 關於孕婦或哺乳期婦女以及過敏的注意事項，請參閱引言。
- 對於塗抹在太陽神經叢部位，若是肌膚非常敏感，請將精油稀釋**50%**（**5**滴甜馬鬱蘭精油和**5**滴甜杏仁油或荷荷芭油）。

32 胡椒薄荷 *Mentha × piperita*

主要適應症

- 消化不良
- 止痛

科　　別：唇形科
產　　地：印度
萃取部位：開花之全株藥草
氣味類型：典型的「新鮮薄荷」味

可能的用法

塗抹皮膚 推薦 ★★（局部小面積可直接用1～2滴純精油，或與其他精油和植物油調合，以便使用於大範圍的多次塗抹或敏感肌膚）。塗抹皮膚時，務必只用極少的量，以避免體溫過低。

泡　澡 推薦（都要先稀釋於泡澡和淋浴用的中性基劑）。

口　服 推薦 ★★★★。

吸　聞 推薦 ★★（每次最多15分鐘）。

我們之所以喜愛它，是因為……

它的香氣令人精神振奮又讓人安心。可以用它輕輕鬆鬆處理日常生活的消化系統小毛病，解決頭痛或暈車。是重要又容易上手的精油！

特性

- **促進消化。**
- **止痛。**
- **防噁心。**
- 止癢。
- 有助於集中注意力和保持平靜。

適應症

- **消化系統問題。**
- **消化緩慢、消化不良、胃食道逆流、脹氣、噁心、嘔吐、暈車、口臭。**
- **各種疼痛。**
- **肌腱炎、坐骨神經痛、風濕病、頭痛、神經痛、帶狀皰疹、皰疹、偏頭痛。**
- 各種原因引起的皮膚搔癢（過敏性蕁麻疹、濕疹、水痘、因長時間浸水或冷熱交替引起的皮膚發熱不適）。

使用建議

消化系統問題：

口服 1～2滴胡椒薄荷純精油（倒在方糖或1茶匙蜂蜜），飯後或需要時服用。

塗抹 3滴胡椒薄荷精油與10滴植物油（最好用金盞菊浸泡油），餐後按摩胃部。

疼痛：

塗抹 3滴胡椒薄荷精油與10滴植物油（最好用山金車浸泡油或瓊崖海棠油），每天按摩3次疼痛部位。

塗抹 若是帶狀疱疹或疱疹，用1～2滴胡椒薄荷精油稀釋於10滴聖約翰草浸泡油，塗抹所有神經會痛的部位。

塗抹 若是偏頭痛，用1～2滴胡椒薄荷純精油（或調合於一點點乳油木果油）塗抹太陽穴1～2次。

搔癢：

塗抹 3滴胡椒薄荷精油稀釋於10滴黑種草油或聖約翰草浸泡油，按摩會癢而不舒服的部位，每天3次。

其他可能的用法

非常適合添加在甜橙沙拉或巧克力冰淇淋以提味、增加香氣！每人每份只能用1滴。

禁忌症和注意事項

- 孕婦（整個孕期）、哺乳期母親和7歲以下小孩禁用胡椒薄荷精油，尤其是口服。
- 切勿在沒有稀釋於植物油、牛奶或泡澡和淋浴用的中性基劑的情況下，用胡椒薄荷精油泡澡！
- 甚至是塗抹在皮膚上，也要記得先稀釋於足夠的植物油再使用。否則對皮膚可能會太刺激或造成體溫過低。
- 禁用於有癲癇症的人，若用在長輩身上要特別小心謹慎。

33 香桃木 紅香桃木 *Myrtus communis myrtenylacetatiferum* 綠香桃木 *Myrtus communis cineoliferum*

主要適應症

- 空氣淨化（尤其是綠香桃木）
- 痔瘡、靜脈曲張（特別是紅香桃木）

科　　別：桃金孃科

產　　地：地中海國家（科西嘉島、摩洛哥、突尼西亞）、巴爾幹半島

萃取部位：枝葉

氣味類型：樟腦味、涼爽（讓人想起桉油醇的氣味）

可能的用法

塗抹皮膚 推薦★★★（需稀釋於植物油）。

泡　　澡 推薦★★★（都要先稀釋於泡澡和淋浴用的中性基劑）。

口　　服 推薦。

吸　　聞 推薦★★★。

我們之所以喜愛它，是因為……

- 紅香桃木或綠香桃木：最適合「收乾」黏液過多（咳嗽、氣喘……）的症狀，並淨化我們吸入的空氣。此外，它沒

有毒性風險，甚至幼兒、長輩或體弱的人都可以使用。

- 紅香桃木：在紓解靜脈和淋巴腫脹充血方面也非常有效。

特性

當沒有特別指明「綠香桃木」或「紅香桃木」時，這表示兩者的效用大致相同（例如：放鬆、皮膚問題……）。

綠香桃木：

- **呼吸道的抗菌作用、紓解呼吸系統的腫脹充血、祛痰。**

紅香桃木：

- **呼吸道的抗菌作用、紓解呼吸系統的腫脹充血、祛痰。**
- **紓解靜脈的腫脹充血：改善靜脈和淋巴循環。**
- 激勵甲狀腺。
- 舒緩（助眠）。

適應症

- **需消毒的環境：**流感、感冒、腸胃炎、微生物、各種惡臭等。
- **咳嗽：**痙攣性咳嗽（乾咳、抽菸者咳嗽）、氣喘、支氣管炎。
- **局部循環問題：**靜脈曲張、痔瘡（尤其是紅香桃木）。
- 呼吸系統方面：大量流鼻水（特別是綠香桃木）。
- 皮膚方面：妊娠紋、乾癬。

使用建議

淨化空氣：

擴香 在房間／汽車窗戶全開透氣**15**分鐘後，用**5**滴香桃木精油擴香**10**分鐘。特別是在病毒流行期間（感冒、流感等），每天**2～3**次。

慢性支氣管炎、神經性氣喘、乾咳及痙攣性咳嗽、濕咳、多黏液：

塗抹 **4**滴香桃木精油稀釋於**1**湯匙甜杏仁油或昆士蘭堅果油，搓揉按摩整個支氣管部位和上背。

加上口服 先在一小匙蜂蜜裡加**1**滴香桃木精油，再放入熱騰騰的百里香花草茶中攪拌。

痔瘡的超級舒緩配方：

塗抹 **1**滴紅香桃木精油稀釋於**5**滴瓊崖海棠油，用指尖輕輕局部塗抹，每天**3～5**次。

流鼻水：

吸聞 在面紙上倒幾滴香桃木精油嗅聞，最好是先擤淨鼻涕，並用海水鼻用噴霧器清洗鼻腔後，再吸聞精油。

皮膚問題（痘痘、蚊蟲叮咬……）：

塗抹 **1～2**滴香桃木精油稀釋於每日使用的滋潤油或保濕霜，局部塗抹於要處理的皮膚部位。

其他可能的用法

香桃木精油有助於放鬆，讓人好好準備就寢。

助眠好幫手

睡前15分鐘，在床邊掛著（但不要離臉太近）利摩日生產的瓷器擴香石上倒1滴香桃木精油。或晚上在令人放鬆的擴香複方精油中（真正薰衣草、紅桔……）加1滴香桃木精油。一邊靜靜閱讀，同時吸入這些鎮靜分子。

禁忌症和注意事項

- 關於孕婦或哺乳期婦女以及過敏的注意事項，請參閱引言。
- 香桃木精油雖然相對貴了一些，但在改善咳嗽方面（從令人疲憊的乾咳轉為能夠排痰的濕咳）的症狀，它的功效無與倫比。
- 不要自行調整劑量，不要以為「用多一點」就能更快康復。請遵守建議的用量和使用頻率，以避免任何風險。尤其是內服方式，每次用量絕不超過**2**滴，每日服用**2**回。

34 橙花

（苦橙的亞種，其花朵用來製作橙花精油）
Citrus aurantium L. ssp. amara

主要適應症

- 憂鬱、情緒化
- 剛出現的表淺皺紋

科　　別：芸香科

產　　地：中國、地中海沿岸、義大利、法國、西班牙、摩洛哥、突尼西亞、阿爾及利亞、埃及、黎巴嫩、巴拉圭

萃取部位：新鮮花朵

氣味類型：強烈而令人陶醉、清新花香調、甜美

可能的用法

塗抹皮膚 推薦★★★。

泡　　澡 推薦★★★。

口　　服 推薦（用於烹飪★★★★）。

吸　　聞 推薦★★★★。

我們之所以喜愛它，是因為……

橙花精油有催情作用。儘管在過去，它被視為純潔的典範，甚至成為新娘裝扮的一部分，象徵新娘必然純潔、貞節和忠誠。但那香氣！怎能抗拒？就像東方的糕點一樣：無法抵擋。

特性

- **極度平衡、鎮靜與放鬆，**增加內心平和的感覺，讓反應過度、性格強烈和過度敏感的人緩和下來。因為它能安撫不安、恐懼和睡眠問題，所以能使人恢復活力並增強自信。
- 因它聖潔美妙的香氣，常被用於臉和身體護理，針對受損、皺紋、暗沉或脆弱且容易出現紅腫的皮膚，有活化、調理、促進再生的作用。
- 促進靜脈循環，因而有助於解決雙腿沉重、痔瘡、靜脈曲張、因靜脈回流不良產生的腫脹問題等。
- 處理消化系統、細菌或寄生蟲的感染。

適應症

- **如雲霄飛車般的情緒起伏，有憂鬱傾向、真的憂鬱、神經疲勞。**
- 容易痙攣體質及其所有的症狀：心悸、眼皮「抽搐」、胸悶和呼吸困難等。
- 腹痛（即使是小孩也可以藉由按摩來緩解腹痛）。
- 高血壓（尤其是由壓力引起的）。

使用建議

情緒不穩、情緒低落、不舒服：

口服 1滴橙花精油，倒在中性錠片上服用，每日3回，為期6週。

吸聞 乾式吸入：倒2～3滴橙花精油在手帕上嗅聞20分鐘。

塗抹 2滴橙花精油在手腕內側、太陽神經叢、鼻子下方（八字鬍的位置）。

剛出現的表淺皺紋／預防性的夜間護理：

塗抹 在30 ml瓶裡加入10滴橙花精油和玫瑰果油（30～45歲使用者）、摩洛哥堅果油或仙人掌籽油（45歲以上的使用者）、荷荷芭油和黑種草油均等調合（針對混合性、油性或容易長青春痘的肌膚）。每晚睡前以此調合油6滴按摩臉、脖子和胸前（請留意，塗抹後12小時內不要曝曬於陽光下）。

讓人淡定和變美的泡澡：

泡澡 5滴橙花精油稀釋於2湯匙泡澡和淋浴用的中性基劑。

腹痛：

按摩 用3滴橙花精油稀釋於1湯匙榛果油，輕輕按摩腹部。

其他可能的用法

振作小魔法

就像熱愛橙花香氣的內羅拉（Nerola）公主（為了向她致敬而名為Néroli）一樣，隨意用它到處噴灑，讓你每一天都充滿魔力吧！噴在床單、浴袍、衣服、手套、包包……或只需悄悄在手帕上沾1滴橙花精油，這樣就能在白天偷偷聞一下以提振士氣。

禁忌症和注意事項

- 可以用在7歲以上小孩，但不要連續使用超過一兩天。
- 助產師常常建議在生產時用橙花精油來促進分娩，但請勿在沒有助產師或婦產科醫師的建議下擅自使用。
- 若是正在做高血壓治療，請諮詢健康專家。
- 關於孕婦或哺乳期婦女以及過敏的注意事項，請參閱引言。

35 綠花白千層 *Melaleuca viridiflora*（桉油醇）或*Melaleuca quinquenervia*（橙花叔醇）

主要適應症

- 呼吸系統疾病
- 增強免疫力

科　　別：桃金孃科

產　　地：馬達加斯加

萃取部位：葉片

氣味類型：強烈而難以忽視、有異國情調、「很像尤加利」

可能的用法

塗抹皮膚 推薦 ★★★★（局部可直接用1～2滴純精油，或與其他精油和植物油調合，使用於大範圍的多次塗抹或敏感肌膚）。

泡　　澡 推薦 ★★★（都要先稀釋於泡澡和淋浴用的中性基劑）。

口　　服 推薦 ★★★。

吸　　聞 推薦 ★★★。

藥局調製 栓劑。

我們之所以喜愛它，是因為……

這款香氣濃郁的綠花白千層精油屬於桃金孃科大家族，即桉屬。它帶著非常芬芳又充滿異國情調的氣味來清理支氣管……並治療唇疱疹。

特性

- **抗菌、抗病毒和抗黴菌感染。**
- **有助於咳嗽和祛痰。**
- **激勵免疫系統。**
- 抗疱疹。
- 保護皮膚免受放射治療的輻射傷害。
- 止癢。

適應症

- **所有呼吸系統疾病，無論是病毒引起（如感冒、流感）或細菌造成（如支氣管炎、中耳炎、鼻咽炎、鼻竇炎）、著涼、咳嗽等。**
- **雙腿沉重、痔瘡、靜脈曲張。**
- **皮膚感染：青春痘、濕疹、疱疹（包括生殖器疱疹）、黴菌感染、傷口、水痘、帶狀疱疹。**
- 放射治療引起的皮膚傷害（以綠花白千層精油來預防和／或治療）。

使用建議

呼吸系統疾病：

塗抹 數滴綠花白千層精油，以**50%**濃度稀釋於植物油（**5**滴綠花白千層精油對**5**滴植物油，最好用昆士蘭堅果油），按摩支氣管部位和上背，每天**2～3**次，持續**5～10**天（直到康復）。

吸聞 **3～5**滴綠花白千層精油，倒入蒸鼻器或一碗熱水，進行**10～15**分鐘的濕式吸入。請晚上使用（吸聞後避免接觸空污，因而不要再外出）。

雙腿沉重和皮膚問題：

塗抹 數滴綠花白千層精油，以**50%**濃度稀釋於植物油（**15**滴綠花白千層精油對**15**滴植物油，最好用瓊崖海棠油），按摩不舒服的部位，每天**3～4**次，直到完全康復。對於疱疹，就直接在患部塗抹**2**滴綠花白千層純精油，每天**8**次直到康復。

因放射治療導致的皮膚傷害：

塗抹 數滴綠花白千層精油，以**50%**濃度稀釋於植物油（**10**滴綠花白千層精油對**10**滴植物油，最好用玫瑰果油），按摩需處理的部位，每天**3～4**次直至完全康復。預防用時，不需要稀釋於植物油，可以直接使用純精油。

其他可能的用法

若是喉嚨發炎，倒**1**滴綠花白千層精油於小方糖、蜂蜜或中性錠片，放入嘴裡融化吸收，在兩餐之間服用，每日**4**回直到痊癒（療程不要超過**5**天）。

禁忌症和注意事項

- 避免在懷孕和哺乳期間使用。
- 避免用在**3**歲以下幼兒。
- 請記得要先稀釋再使用，以避免可能的皮膚刺激。

36 甜橙 *Citrus sinensis*

主要適應症

- 壓力
- 消化不良
- 失眠

科　　別：芸香科

產　　地：巴西

萃取部位：果皮

氣味類型：典型的柳橙味、果香（甜美）、柑橘類香氣

可能的用法

塗抹皮膚 推薦 ★★★（局部小面積可直接用1～2滴純精油，或與其他精油和植物油調合，使用於大範圍的多次塗抹或敏感肌膚。使用後避免曝曬於陽光下，因為它有光敏性）。

泡　澡 推薦 ★★★（都要先稀釋於泡澡和淋浴用的中性基劑）。

口　服 推薦 ★★。

對於以上用法：都需謹慎使用，因為甜橙精油有光敏性風險。

吸　聞 推薦 ★★。

我們之所以喜愛它，是因為……

它特有的香氣讓人感到安心、平靜。可能是因為我們自小就熟悉這種味道：當剝柳橙時，就是這種香氣撲鼻而來！事實上，甜橙精油能安撫小孩和大人的神經，並進而助眠。

特性

- **鎮靜，放鬆。**
- **助眠。**
- **開胃並幫助消化。**
- 淨化空氣。
- 滋養皮膚。

適應症

- **壓力、緊張、易怒、焦慮。**
- **躁動（小孩）。**
- **睡眠問題（小孩、成人）。**
- **「消化不良」型的消化系統問題（尤其與壓力相關）。**
- 淨化環境。
- 皮膚鬆弛。

使用建議

針對所有與壓力相關的問題：

泡澡 將**10～15**滴甜橙精油稀釋於**1**湯匙泡澡和淋浴用的中性基劑或牛奶，再倒入浴缸泡澡。

口服 **2**滴甜橙精油，倒在**1**茶匙蜂蜜，再放入嘴裡融化吸收，最好在餐後服用（例如作為甜點）。

擴香 晚上在臥室用擴香儀加**4**滴甜橙精油擴香，或簡單地將精油滴在利摩日生產的陶瓷擴香石或放在靠近熱源的小碟（注意：不要用明火！）。

淨化空氣：

擴香 用擴香儀加**4**滴甜橙精油擴香，或簡單地將精油滴在利摩日生產的陶瓷擴香石或放在靠近熱源的小碟。

鬆弛的皮膚：

塗抹 加**1**滴甜橙精油於平時使用的保濕霜，晚上使用於臉部。

塗抹 調合**50**滴甜橙精油與**10 ml**杏核桃油或摩洛哥堅果油（或仙人掌籽油），按摩鬆弛的部位，或全身按摩。

其他可能的用法

它是出色的烹飪助手！在湯、沙拉或其調味醬、義大利燉飯、冰沙、冰淇淋、蛋糕、水果沙拉……加入**2～4**滴甜橙精油，就能有滿滿的柑橘香氣，而不會有處理果皮的不便之處。

禁忌症和注意事項

- 關於孕婦或哺乳期婦女以及過敏的注意事項，請參閱引言。
- 就像所有其他柑橘類精油一樣，塗抹在皮膚上可能會引起過敏反應。初次使用時，請在小面積上進行測試，並請先稀釋再使用。此外，它具有光敏性；切勿在日曬前塗抹！

37 野馬鬱蘭 *Origanum compactum*

主要適應症

- 天然的抗生素
- 所有感染

科　　別：唇形科

產　　地：巴爾幹半島

萃取部位：開花之全株藥草

氣味類型：辛辣、刺激、濃重

可能的用法

塗抹皮膚 推薦（但必須以極低濃度稀釋且局部使用，因為用純精油塗抹可能會刺激皮膚）。

泡　　澡 不建議。

口　　服 推薦 ★★★★（短期使用，僅限成人和青少年：可能會灼傷口腔黏膜，建議以膠囊形式服用）。

吸　　聞 不建議。

藥局調製 膠囊。

我們之所以喜愛它，是因為……

它功效極強，真是一種天然的抗生素。是處理「冬季」疾病（感冒、流感……）和「夏季」疾病（旅行者腹瀉……）的必備精油！也是對抗所有慢性感染的理想選擇，因為這些感染對常規治療或其他抗菌精油有了抗藥性。

特性

- **抗菌、「天然的抗生素」。**
- **抗黴菌感染、抗寄生蟲。**
- **抗病毒。**
- 提升免疫系統。
- 提振情緒、激勵身心活力。

適應症

- **所有呼吸道感染：扁桃腺炎、支氣管炎、流感、喉嚨發炎、鼻竇炎、氣管炎。**
- **所有腸道感染：腸胃炎、寄生蟲、感染性腹瀉等。**
- **所有泌尿道感染：膀胱炎等。**
- 極度疲勞、身體、心理和神經疲勞。

使用建議

所有感染：

口服 1滴野馬鬱蘭精油，加在1茶匙橄欖油或蜂蜜，或以膠囊形式，每日4～6回，持續7～10天。請確保將精油充分稀釋於所選擇的載體再服用，因為這種精油特別強烈！

塗抹 1滴野馬鬱蘭精油稀釋於8滴植物油（最好用聖約翰草浸泡油），按摩前胸和上背，持續7～10天。

疲勞：

口服 1滴野馬鬱蘭精油，加在1茶匙蜂蜜或橄欖油，或以膠囊形式，每日2～3回，為期2～3週。

或

塗抹 1滴野馬鬱蘭精油（稀釋於8滴甜杏仁油或昆士蘭堅果油）於太陽神經叢，和1滴（相同的稀釋濃度）於上背，每天3次，最多3週。

禁忌症和注意事項

- 野馬鬱蘭精油非常強烈。請嚴格遵守建議的用量。特別是不要長時間使用（連續使用不超過3週），不要擅自過度內服或外用。
- 絕不要直接塗抹純精油。

- 別一開始就用它來處理「日常生活的小皮肉傷」，而只在遇到較嚴重或有「抗藥性」問題時才使用。
- 禁用於整個孕期和哺乳期。若遇到嚴重感染或希望用在小孩身上，必須先諮詢專業建議。

38 玫瑰草 *Cymbopogon martinii var. motia*

主要適應症

- 黴菌感染
- 出汗過多
- 皮膚問題

科　　別：禾本科

產　　地：印度

萃取部位：葉片

氣味類型：低調的花香、「像玫瑰」的香氣

可能的用法

塗抹皮膚　推薦 ★★★★（局部小面積可直接用1～2滴純精油，或與其他精油和植物油調合，使用於大範圍的多次塗抹或敏感肌膚）。

泡　　澡　推薦 ★★★（都要先稀釋於泡澡和淋浴用的中性基劑）。

口　　服　推薦 ★★★★。

吸　　聞　推薦 ★。

藥局調製　陰道栓劑（婦科問題、黴菌感染）。

我們之所以喜愛它，是因為……

雖然它還鮮為人知，但卻是最適合用來解決一般皮膚問

題。它的香氣讓人聯想到玫瑰，可見它是多麼的溫和細緻！

特性

- **抗菌、抗黴菌感染、抗病毒。**
- **激勵免疫系統。**
- **收斂、促進細胞活性和癒合。**
- **處理上呼吸道感染非常有效**（尤其適用於幼兒）。
- 極佳的淋巴引流作用。
- 強身、催情。

適應症

- **各種黴菌感染（皮膚、生殖器）。**
- **過度出汗（或與流汗相關的異味）。**
- **各種皮膚問題：青春痘、割傷、龜裂、凍傷、濕疹、褥瘡、傷口。**
- **瘦身（排水）。**
- **日常皮膚保養。**
- 性慾低落。

使用建議

一般皮膚問題：

塗抹 若是小面積就直接局部塗抹幾滴玫瑰草純精油；若需要處理的皮膚範圍較大，則與瓊崖海棠油調合；若是要塗抹黏膜部位（生殖器），則需極低濃度的稀釋。

作為「體香劑」：

塗抹 只需用指尖輕拍幾滴玫瑰草精油於腳底、腋下或其他需要的部位。

用於瘦身排水：

按摩 調合**5**ml玫瑰草精油與**10**ml昆士蘭堅果油，按摩需要處理的部位，都要從下（腳踝）往上（大腿）的方向：需要「引導」回流循環。

日常保養：

按摩 調合**1**～**2**滴玫瑰草精油於日常使用的日霜和／或晚霜，這是你能給予皮膚最好的呵護，特別是當皮膚狀況不佳時。

性慾低落：

按摩 用幾滴玫瑰草純精油或稀釋**20%**於榛果油（即**2**滴精油配**10**滴榛果油）按摩下背。

擴香 用擴香儀加數滴玫瑰草精油。

其他可能的用法

玫瑰草精油可以用來促進分娩。但僅限於懷孕的最後階段，並只能在芳療專家的建議下使用。

禁忌症和注意事項

避免在整個孕期和哺乳期間使用玫瑰草精油。

39 葡萄柚 *Citrus x paradisi*

主要適應症

- 橘皮組織
- 淨化空氣

科　　別：芸香科

產　　地：美國（佛羅里達、加州、德州）、南非、以色列

萃取部位：果皮

氣味類型：微酸、甜甜的

可能的用法

塗抹皮膚 推薦。

泡　　澡 推薦 ★★★（都要先稀釋於泡澡和淋浴用的中性基劑）。

口　　服 推薦 ★★★。

對於以上用法：都需謹慎使用，因為葡萄柚精油有光敏性風險。

吸　　聞 推薦 ★★★，嗅聞、擴香。

我們之所以喜愛它，是因為……

葡萄柚精油是瘦身極品，既能排水、利尿又能排毒：它能處理體重增加、橘皮組織和水腫。具有空氣殺菌和抗病毒作

用，能去除異味，並有效淨化空氣。

特性

- **口服有助於消解脂肪、血液循環、排水。**
- **淨化空氣。**
- 抗病毒。
- 肝臟和腎臟排毒。

適應症

- **橘皮組織、水腫、季節性「排毒」療程、體重增加。**
- **惡臭、病毒流行病。**
- 疣。

使用建議

橘皮組織：

塗抹 調合**45**滴葡萄柚精油與**1**湯匙瓊崖海棠油。早、晚以此調合油揉捏（滾動）脂肪堆積處，並都沿著靜脈回流方向，為期**3**週。停**1**週再繼續**3**週。

淨化空氣（例如在疫情期間）：

擴香 **10～20**滴葡萄柚精油，每次半小時，每天**3**次。

水腫：

口服 2滴葡萄柚精油，倒在中性錠片上服用，早上和下午（5點左右）各服用一回，每週5天，為期3週。

其他可能的用法

抗病毒很厲害，處理疣很有效。

處理疣配方

早、晚用棉花棒塗抹1滴葡萄柚精油在疣的患部，直到完全消失。

禁忌症和注意事項

- 關於孕婦或哺乳期婦女以及過敏的注意事項，請參閱引言。
- 具有光毒性，透過塗抹皮膚、泡澡或口服方式使用葡萄柚精油後的12小時內不應曝曬於太陽下。

40 廣藿香 *Pogostemon cablin*

主要適應症

- 頭皮發癢
- 感染
- 橘皮組織和靜脈問題

科　　別：唇形科

產　　地：東南亞

萃取部位：葉片

氣味類型：雅緻、令人陶醉、東方風情、木質調、辛香和藥草味

可能的用法

塗抹皮膚 推薦★★★。

泡　　澡 推薦★★★。

口　　服 不建議。

吸　　聞 推薦★★★。

我們之所以喜愛它，是因為……

用了它，就如同給自己一張飛往熱帶異國風情的通行證。若你喜歡雅緻、迷人、性感、「強烈」的香氣，那麼廣藿香精油就是貨真價實的女性催情聖品。它巧妙地隱藏自己的真本事，因為在其輕柔的外表下，卻能毫不留情地擊敗昆蟲、微生

物和頑固的靜脈問題。有趣的是，它的新鮮植株幾乎沒有氣味，但經過乾燥並發酵後，就會釋放強烈的香氣！若你喜歡Thierry Mugler的Angel香水（含有廣藿香、焦糖和巧克力氣味），你應該會喜歡廣藿香精油。

特性

- **強大的抗微生物作用，可處理病毒、細菌和真菌感染。**
- **照顧脆弱、敏感、酒糟性或乾裂的皮膚**，因為它具有顯著的安撫作用和防止刺激皮膚、消炎、抗感染的效果。
- 強化靜脈和淋巴流動，緩解水腫、橘皮組織、雙腿腫脹、靜脈曲張和痔瘡。
- 鎮靜和平衡神經系統，士氣低落時能提振精神。
- 由於它平衡神經系統、降血壓、放鬆和鎮定的功效，在面對困難時保證能讓人保持放鬆和正向態度。「悲觀者」特別愛它！

適應症

- **婦科感染**（陰道炎、尿道炎等）和腸道感染：僅限於有醫療處方。
- **皮膚感染：**青春痘、濕疹（濕性或乾性）、脂漏性皮膚炎、「問題」皮膚、鬍鬚處的毛囊炎、黴菌感染和所有皮膚病。

- 白色葡萄球菌痤瘡（金黃色葡萄球菌的表親，從**2018**年開始讓醫療界深感擔憂，因為它會導致嚴重的疾病，而且這種細菌對傳統抗生素有抗藥性）。
- 酒糟性皮膚炎。
- 頭皮屑、頭皮發癢。
- 咽喉炎、喉嚨發炎、鼻竇炎、中耳炎、支氣管炎、鼻咽炎。
- 情緒低落。
- 除臭（腋下……）。

使用建議

處理敏感肌膚的保養：酒糟性皮膚炎、青春痘、毛囊炎

塗抹 **6**滴廣藿香精油稀釋於**30 ml**（**1**瓶）大麻籽油（針對酒糟性皮膚炎）或黑種草油（針對青春痘、毛囊炎）。每晚洗淨臉後，塗抹**3**滴調合油。

呼吸系統保養：鼻子、支氣管、喉嚨、鼻竇的感染

塗抹 **2**滴廣藿香精油稀釋於**1**茶匙甜杏仁油或荷荷芭油，每天**3**次塗抹要保養的部位，例如沿著喉嚨，鼻翼等。

頭皮發癢、頭皮屑：

塗抹 調合**2**滴廣藿香精油和一份很溫和的洗髮精劑量。

面對憂慮、提升正向態度：

塗抹 **2～5**滴廣藿香精油稀釋於**10**滴杏核桃油或甜杏仁油。必要時，每天早、晚塗抹前胸、頸部和手腕內側。深深、靜靜地吸聞手腕十分鐘左右。

其他可能的用法

驅蟲配方

在鵝卵石上倒幾滴廣藿香精油，放入櫥櫃以確保防蟎效果。請定期更新。這種精油還具有驅蟲效果，可以驅離昆蟲和塵蟎。在有蟲蟲危機的季節中，用它在家裡擴香或四處擺放擴香石。

禁忌症和注意事項

- 不要用於**12**歲以下小孩。
- 不建議用於患有荷爾蒙依賴性癌症或有荷爾蒙依賴性病史以及乳房增生的人（因廣藿香精油有類雌激素作用）。
- 塗抹皮膚後，不要立即曝曬於陽光下。
- 關於孕婦或哺乳期婦女以及過敏的注意事項，請參閱引言。

41 苦橙葉 *Citrus aurantium ssp. Amara*

主要適應症

- 壓力
- 痙攣性疼痛

科　　別：芸香科

產　　地：巴拉圭

萃取部位：葉片

氣味類型：微酸、花香調、清新

可能的用法

塗抹皮膚 推薦 ★★★（局部小面積可直接用1～2滴純精油，或與其他精油和植物油調合，使用於大範圍的多次塗抹或敏感肌膚）。

泡　澡 推薦 ★★★（都要先稀釋於泡澡和淋浴用的中性基劑）。

口　服 推薦 ★。

吸　聞 推薦 ★★★。

我們之所以喜愛它，是因為……

它那淡淡的柑橘香氣能立即撫慰人心，能讓人平靜、放鬆、對抗情緒低落。我們總有一天都會在某個時刻需要它！

特性

- **抗憂鬱、減壓、放鬆、助眠（這是它的第一專長非常有效）。**
- **抗痙攣（很有效）。**
- **幫助恢復平衡。**
- 讓肌膚容光煥發。

適應症

- **所有與神經失衡相關的問題：**壓力、焦慮、恐懼、睡眠問題、肌肉攣縮、肌肉疼痛（因為緊張）、性成癮（過度關注性）、腹痛、胃灼熱、胃食道逆流、容易痙攣體質、神經性氣喘、呼吸困難、過度出汗、心律不整等。
- 皮膚感染問題：青春痘、濕疹、褥瘡、疔瘡、傷口、「斑塊」等。
- 皮膚保養。

使用建議

神經失衡：

塗抹 幾滴苦橙葉純精油塗抹於整個脊椎、足弓和太陽神經叢。

吸聞 倒**1**滴苦橙葉純精油在每個手腕內側，並深深吸聞。

泡澡 用**10**滴苦橙葉精油稀釋於**1**湯匙泡澡和淋浴用的中性基劑或牛奶，再加入浴缸，睡前在這熱水（至少**37**°C）中泡個**20**分鐘左右再上床睡覺。

擴香 使用擴香儀，加入**1**ml（約**30**滴）苦橙葉精油，取決於你最需要的時間，白天或晚上都可以擴香。

皮膚問題、皮膚保養：

塗抹 **2**～**4**滴苦橙葉純精油在需要處理的患部。

其他可能的用法

苦橙葉精油特別適合小孩，可以安撫他們並助眠。

禁忌症和注意事項

關於孕婦或哺乳期婦女以及過敏的注意事項，請參閱引言。

42 歐洲赤松 *Pinus sylvestris*

主要適應症

- 呼吸系統問題
- 極度疲勞

科　　別：松科

產　　地：奧地利

萃取部位：針葉

氣味類型：「像冷杉」的典型氣味

可能的用法

塗抹皮膚 推薦 ★★★（僅限稀釋使用，因為在沒有稀釋的狀態下塗抹可能會刺激皮膚）。

泡　　澡 推薦 ★★（都要先稀釋於泡澡或淋浴用的中性基劑）。

口　　服 不建議。

吸　　聞 推薦 ★★★。

藥局調製 栓劑（與其他精油調合使用：處理支氣管炎）。

我們之所以喜愛它，是因為⋯⋯

它清新、爽朗的山林香氣，能馬上提供一股能量。但最重要的是，它對於抵抗「冬季疾病」非常有幫助！

特性

- **呼吸道的抗菌作用。**
- **抗支氣管炎、防氣喘。**
- **讓人出汗。**
- 松樹具有類可體松的特性，也就是說具有極強的滋補身體作用。而沉浸在散發松林香氣的森林中，絕對是種不容錯過的真正享受！

適應症

- **所有呼吸道感染：支氣管炎、喉嚨發炎、鼻竇炎、咳嗽。**
- 非常嚴重的身體和神經疲勞，疲憊、感覺「永遠都無法達成」、憂鬱。

使用建議

呼吸道感染：

吸聞 預防用：在家或辦公室做環境擴香幾分鐘，特別是在流行病（感冒、流感、各種呼吸道感染）發生期間。
治療用：乾式吸入（倒幾滴歐洲赤松純精油在手帕上吸聞）或濕式吸入（倒幾滴到蒸鼻器或一碗熱水裡）。

揉擦 前胸、上背、太陽神經叢和頸部，用**5**滴歐洲赤松精油加**5**滴植物油（最好用昆士蘭堅果油或甜杏仁油）。

疲勞、憂鬱：

塗抹 幾滴歐洲赤松精油稀釋於一點點榛果油，於下背、腎臟部位和足弓。早上和中午使用，直到你真的感覺好多了。

吸聞 在兩個手腕內側各沾**1**滴歐洲赤松精油後，深深嗅聞。

請留意：這是唯一可以在皮膚上直接塗抹歐洲赤松純精油的適應症，前提是偶爾使用。若是重複這種療程的話，最好將歐洲赤松精油與**1**滴甜杏仁油調合使用。

其他可能的用法

這是運動後肌肉痠痛時，用起來最舒服的一種精油。用**20%**歐洲赤松精油稀釋於泡澡和淋浴用的中性基劑或牛奶（**10**滴歐洲赤松精油對**20**滴基劑或牛奶），再加入浴缸，睡前在這熱水（至少**37°C**）中泡個**20**分鐘左右再就寢。

禁忌症和注意事項

- 關於孕婦或哺乳期婦女以及過敏的注意事項，請參閱引言。
- 歐洲赤松精油不適合**7**歲以下小孩使用。

43 桉油醇樟（羅文莎葉）
Cinnamomum camphora cineoliferum

主要適應症
- 流行病
- 免疫力
- 疲勞

科　　別：樟科
產　　地：馬達加斯加
萃取部位：葉片
氣味類型：涼爽、「像樟腦」但不含這個成分

可能的用法

塗抹皮膚 推薦 ★★★★（局部小面積可直接用1～2滴純精油，或與其他精油和植物油調合，使用於大範圍的多次塗抹或敏感肌膚）。

泡　澡 推薦 ★★★（都要先稀釋於泡澡和淋浴用的中性基劑）。

口　服 推薦 ★★★★。

吸　聞 推薦 ★★★★。

我們之所以喜愛它，是因為……

它的名字源自於馬達加斯加語，恰如其分地簡述它的療癒潛力：「ravintsara」意為「萬用葉」或「好葉樹」。總之，桉油

醇樟精油極具抗病毒特性，非常適合全家大小使用。

特性

- **超強抗病毒。**
- **疏通呼吸道（支氣管、鼻子）。**
- 增強免疫力。
- 提振精神活力。

適應症

- 流行病（所有類型）。
- **預防和治療所有病毒性疾病，尤其是呼吸系統（流感、著涼、感冒……）。**
- **預防和治療其他病毒感染症狀：**腸胃炎、肝炎、疱疹（唇部、生殖器）、單核球增多症、帶狀疱疹。
- 身體和精神的極度疲勞。
- 康復期。
- 免疫力低下。

使用建議

病毒性疾病：

塗抹 **預防：**在整個有感染風險的期間：早上，在鼻翼兩側各點**1**滴桉油醇樟精油；晚上，在足弓和前胸各用**2**

滴。最多為期2個月。

治療：劑量如上述，但每天塗抹4～5次，直到痊癒。若皮膚較敏感，就最多用1滴荷荷芭油一起使用。

泡澡 稀釋15滴桉油醇樟精油於1湯匙牛奶或泡澡和淋浴用的中性基劑。倒入已放好的熱水中，泡20分鐘。

口服 倒2滴桉油醇樟純精油在中性錠片、小方糖、1茶匙橄欖油或蜂蜜，再放入嘴裡融化吸收，1天3回。若你喜歡的話，也可以將桉油醇樟精油稀釋於一杯加了蜂蜜的迷迭香草茶中（在這種情況下，將精油倒入有蜂蜜的湯匙，再放入茶中攪拌）。

若是唇疱疹：

塗抹 沾1滴桉油醇樟純精油直接塗抹疱疹患部，每天6～8次。

疲勞、康復期、免疫力：

塗抹 10滴桉油醇樟精油稀釋於10滴榛果油，早、晚塗抹整個脊椎，直到痊癒（保養）。

口服 倒1滴桉油醇樟純精油在中性錠片或小方糖，或1茶匙橄欖油或蜂蜜，再放入嘴裡融化吸收，每日4回。若你喜歡的話，也可以將桉油醇樟精油稀釋於一杯加了蜂蜜的迷迭香草茶中（把精油倒入有蜂蜜的湯匙，再放入茶中攪拌）。

泡澡 **10～20**滴桉油醇樟精油稀釋於**1**湯匙牛奶或泡澡和淋浴用的中性基劑。倒入已放好的熱水中，泡**20**分鐘。

其他可能的用法

桉油醇樟精油非常適合小孩，甚至是幼兒。為了預防或治療呼吸系統疾病（例如在冬季），請不要猶豫，每天多次用**50%**桉油醇樟精油和**50%**甜杏仁油的調合油（**5**滴精油稀釋於**5**滴植物油）按摩孩子的前胸。

禁忌症和注意事項

- 關於孕婦或哺乳期婦女以及過敏的注意事項，請參閱引言。
- 桉油醇樟精油的耐受性非常高，不刺激皮膚又沒有任何毒性，非常適合全家大小使用。

44 樟腦迷迭香

Rosmarinus officinalis camphoriferum

主要適應症

- 疼痛（肌肉、關節）
- 月經問題

科　　別：唇形科

產　　地：西班牙

萃取部位：開花之全株藥草

氣味類型：強烈、清涼、樟腦味

可能的用法

塗抹皮膚 推薦 ★★★（僅限稀釋使用）。

泡　　澡 推薦 ★（都要先稀釋於泡澡和淋浴用的中性基劑）。

口　　服 不建議。

吸　　聞 不建議。

我們之所以喜愛它，是因為……

這是一款很棒的女性專用精油。舉凡月經不調，循環不佳，壓力太大：樟腦迷迭香精油都能解決！

特性

- **抗風濕。**
- **肌肉止痛。**
- **催經作用。**
- 紓解靜脈的腫脹充血。
- 利尿。
- 低劑量使用能補身。
- 高劑量使用具有放鬆和緩解肌肉攣縮的效果（特別注意避免過量，因為樟腦迷迭香精油含有神經毒性的酮類：樟腦）。

適應症

- **各種肌肉疼痛：肌肉攣縮、全身痠痛、抽筋、風濕病。**
- **月經延遲、經痛、經血量少。**
- 雙腿沉重以及所有的循環問題（包括靜脈曲張）。
- 橘皮組織。

使用建議

月經和消化問題：

按摩 月經問題，調合**3**滴樟腦迷迭香精油和**4**滴杏核桃油塗抹下腹部（針對消化問題，則是在上腹部塗抹多一點）。

肌肉：

按摩 調合**6**滴樟腦迷迭香精油和**8**滴山金車浸泡油，按摩疼痛部位。

循環問題、橘皮組織：

按摩 需處理的部位，用以下調合油：**10**滴樟腦迷迭香精油和**1**湯匙植物油（山金車浸泡油、昆士蘭堅果油和瓊崖海棠油。

其他可能的用法

直接塗抹樟腦迷迭香純精油於老繭和雞眼，能顯著改善行走的舒適感。

禁忌症和注意事項

樟腦迷迭香精油禁用於整個孕期和哺乳期，**7**歲以下小孩和癲癇患者。

45 桉油醇迷迭香
Rosmarinus officinalis cineoliferum

主要適應症

- 呼吸系統疾病
- 呼吸道阻塞

科　　別：唇形科

產　　地：北非—摩洛哥、突尼西亞

萃取部位：開花之全株藥草

氣味類型：很藥草、「新鮮」、灌木叢的氣味

可能的用法

塗抹皮膚 推薦 ★★★（局部小面積可直接用1～2滴純精油，或與其他精油和植物油調合，使用於大範圍的多次塗抹或敏感肌膚）。

泡　澡 推薦 ★★（都要先稀釋於泡澡和淋浴用的中性基劑）。

口　服 推薦，但只能極少量。

吸　聞 推薦 ★★★。

我們之所以喜愛它，是因為……

它不僅可以預防呼吸系統疾病，也可以在病期中使用，甚

至是康復期間。是一款難能可貴，既有功效又能全程使用的精油。

特性

- **呼吸道的抗菌和消炎，可消除葡萄球菌。**
- **也可消除鏈球菌和大腸桿菌引起的泌尿道感染。**
- 抗疱疹。
- 提振精神、消除神經疲勞。

適應症

- **呼吸系統感染：**感冒、支氣管炎、鼻竇炎以及所有的呼吸道問題。
- **細菌和真菌導致的尿道感染。**
- **疲勞：**感染後的疲勞，或神經疲勞。

使用建議

呼吸系統感染：

- 預防：在白天**擴香**，尤其是在人多的地方（辦公室，若是搭計程車則是車內……），每**2**小時用**4～6**滴桉油醇迷迭香擴香。使用前、後都要完全通風。可以與桉油醇樟精油一起調合使用。
- 治療：若鼻子、喉嚨和支氣管阻塞的話：**吸聞**（乾式吸入）**3**滴倒在面紙上的桉油醇迷迭香精油，最好是先擤淨鼻涕並用海水鼻用噴霧器清洗鼻腔後再吸聞。

晚上、在家：

吸聞 先擤淨鼻涕並用海水鼻用噴霧器清洗鼻腔後，再吸聞倒入蒸鼻器或一碗熱水中的**3**滴桉油醇迷迭香精油的蒸氣。在吸聞後的**2**小時內，不要外出受寒或去有空污的地方（不要抽菸！）。

口服 喝熱的百里香草茶，先倒**1**滴桉油醇迷迭香精油到一小匙蜂蜜，再放入杯子裡攪拌。

若有支氣管炎，或為避免感染問題「往下到支氣管部位」：

塗抹 **4**滴桉油醇迷迭香精油稀釋於**1**湯匙甜杏仁油，揉搓按摩整個支氣管部位和上背。

尿道感染：

口服 **1**滴桉油醇迷迭香精油，倒在中性錠片上服用，每日**6**回，持續**5**天。

身體和神經疲勞、康復期：

塗抹 **1**滴桉油醇迷迭香純精油在每兩手腕內側，每天早上、中午和晚上使用，持續**5**天。

泡澡 每次**10**滴桉油醇迷迭香精油加入**2**湯匙泡澡和淋浴用的中性基劑或牛奶。一週泡澡**2**～**3**次，水不要太熱。最後用冷水沖，從腳開始沖到膝蓋，最後到大腿。

其他可能的用法

桉油醇迷迭香精油也有抗疱疹的特性。

處理疱疹的正確反應

當嘴唇有刺痛感，感覺疱疹快要「冒出來」時，可直接用1滴桉油醇迷迭香純精油塗抹患部，每天4～6次，直到疱疹週期結束，即4～6天。

禁忌症和注意事項

- 關於孕婦或哺乳期婦女以及過敏的注意事項，請參閱引言。
- 不要用在幼兒身上：7歲以上就可以開始使用了。
- 不要擅自調整劑量，不要認為「多用一點」會更快康復。請遵守建議的用量和使用頻率，以避免任何風險。特別是透過口服途徑使用，每次服用量絕不超過**2**滴，**24**小時內服用**2**～**3**回。

46 馬鞭草酮迷迭香
Rosmarinus officinalis verbenoniferum

主要適應症

- 肝臟
- 疲勞
- 壓力
- 皮膚

科　　別： 唇形科

產　　地： 地中海沿岸—科西嘉島、西班牙、北非

萃取部位： 開花之全株藥草

氣味類型： 清新、花香調……典型的鄉村氣息！

可能的用法

塗抹皮膚 推薦 ★★★。

泡　　澡 推薦 ★★★（都要先稀釋於泡澡和淋浴用的中性基劑）。

口　　服 推薦 ★★。

吸　　聞 推薦，嗅聞、吸入、擴香。

我們之所以喜愛它，是因為……

它具有肝臟排毒和促進肝細胞再生的功能，非常適合用於肝臟「排毒」療程，也能在肝臟疲勞或肝功能低下時提振這個

器官。在身心方面有平衡作用。也是處理耳鼻喉和支氣管問題的好幫手：可以溶解呼吸道黏液並幫助排出痰液，還有抗菌、抗病毒、消炎、抗痙攣和增強免疫力的作用。馬鞭草酮迷迭香精油是處理咳嗽、支氣管炎和鼻竇炎的好夥伴。

特性

- **保護肝臟並促進再生。**
- **身心平衡。**
- **滋補皮膚、促進傷口癒合。**
- **抗細菌、抗病毒、抗黴菌感染。**
- 祛痰、溶解黏液。
- 抗痙攣。

適應症

- **肝功能低下和肝臟疲勞、肝臟排毒療程以及長期化學治療（化療）的輔助療法，一定要在醫師指導下並用。**
- **神經疲勞、壓迫感、焦慮、神經性痙攣、發生口頭衝突時的缺乏自信。**
- **黴菌感染、小傷口（擦傷、割傷……）、青春痘、皮脂分泌過多。**
- 濕咳、支氣管炎、鼻竇炎。

使用建議

支氣管炎：

塗抹 5滴馬鞭草酮迷迭香精油稀釋於1湯匙甜杏仁油或瓊崖海棠油，按摩上背、前胸和腳底，每天3次，持續1週。

神經疲勞、心悸、壓迫感：

口服 1滴馬鞭草酮迷迭香精油，倒在中性錠片上服用，每日3～4回，持續7天。

外加按摩 前胸和太陽神經叢，用4滴馬鞭草酮迷迭香精油稀釋於8滴甜杏仁油，每天早、晚按摩，為期3週。

肝功能低下：

口服 1滴馬鞭草酮迷迭香精油，倒在中性錠片上服用，每日3回，持續1週。

其他可能的用法

極具紓解腫脹充血的作用，能有效暢通鼻竇阻塞。

鼻子暢通配方

在一大碗熱水或蒸鼻器中加1～2滴馬鞭草酮迷迭香精油和4滴澳洲尤加利精油。早、晚深深吸入這些芳香蒸氣5～10分鐘。如同所有濕式吸入一樣：在冬天，外出前一小時使用，出門時用圍巾好好保護鼻子，以免鼻竇因接觸冷空氣而受損。

禁忌症和注意事項

- 關於孕婦或哺乳期婦女以及過敏的注意事項，請參閱引言。
- 使用馬鞭草酮迷迭香純精油時，擴香別超過3分鐘。口服使用上限為7天（因含有酮類）。
- 不適用於7歲以下小孩、癲癇患者或有癲癇史、有心臟問題（高血壓、心律不整……）的人。

47 印度檀香 *Santalum album L.*

主要適應症

- 淋巴水腫、橘皮組織
- 情緒不穩定
- 疲憊、暗沈無光、受損的皮膚

科　　別：檀香科

產　　地：印度、印尼

萃取部位：木材

氣味類型：迷人、木質調、香脂、辛香、甜甜的，非常「東方調」。

可能的用法

塗抹皮膚　推薦★★★。

泡　　澡　推薦★★★。

口　　服　不建議。

吸　　聞　推薦★★★。

我們之所以喜愛它，是因為……

自古以來它就是一種「神奇」的木材：古埃及人用它來製做木乃伊、印度教徒用它來做火葬木材（和薰香）、調香師用於香水。因而它開始變得稀有，長期以來就引起一些不正當的交易。它那充滿爭議的「壞小子」歷史（雖然可憐的檀香對此感到無辜），反而使它更吸引人！無論如何，它在日常生活中是淨化皮膚和讓雙腿變輕盈的奇蹟。

特性

- **解除煩惱、預防情緒波動，幫助人拋開憂慮。**
- **安神、放鬆，有益於安穩的睡眠。**
- **婦科、泌尿系統的抗菌作用。**
- 呼吸道的抗菌。
- 滋補（包括強心）。
- 淨化、深層清潔皮膚、促進再生和改善黯淡或有皺紋的皮膚、淡化疤痕。
- 止痛、消炎。
- 促進循環引流、緩解雙腿水腫、幫助淋巴循環、紓解靜脈腫脹及充血。
- 有效抗黴菌感染、抗寄生蟲、消滅塵蟎。
- 據說有催情功效。

適應症

- **壓力、焦慮、恐懼、放手、睡眠問題。**這是一款用於安撫和鎮定的典型精油。
- **雙腿沉重、靜脈曲張、痔瘡、骨盆充血、手指腫脹等。**

- 背痛、腰痛、坐骨神經痛、風濕病等。
- 扁桃腺炎、支氣管炎、咳嗽。
- 泌尿系統和婦科感染：僅限於有醫療建議時使用。

使用建議

放鬆、和諧：

塗抹 **2**滴印度檀香精油稀釋於**10**滴甜杏仁油，塗抹在前胸和手腕內側。在內心難受時，深深嗅聞手腕**10**回合，每天**3**次。

失去光澤、疲憊的皮膚：

塗抹 **5～6**滴印度檀香精油稀釋於**30**ml（**1**瓶）仙人掌籽油或摩洛哥堅果油。每晚塗抹，為期**6～8**週。

淋巴水腫、橘皮組織：

塗抹 **3**滴印度檀香精油稀釋於**1**湯匙昆士蘭堅果油，從下往上以打圈方式按摩（以順時針方向）每個部位，最多**3**週。

其他可能的用法

女性解方

女性問題＝經前症候群、經痛、前更年期、更年期困擾、性慾減退？調合**6**滴檀香精油與**1**湯匙榛果油，塗抹雙腿、腹部、下背……以及需要處理的部位。或沿著脊椎兩側塗抹，以達到「增強性慾」或「預防情緒低落再襲」的效果。

禁忌症和注意事項

- 不要用於**12**歲以下小孩。
- 不建議用於荷爾蒙依賴性癌症患者或有荷爾蒙依賴性病史以及乳房增生的人（因有類雌激素作用）。
- 關於孕婦或哺乳期婦女以及過敏的注意事項，請參閱引言。

48 西伯利亞冷杉 *Abies sibirica*

主要適應症

- 咳嗽
- 痙攣
- 疲勞
- 風濕病

科　　別：松科

產　　地：西伯利亞

萃取部位：針葉

氣味類型：甜美、清新、讓人想起聖誕樹

可能的用法

塗抹皮膚 推薦 ★★，但需稀釋。

泡　　澡 推薦 ★★★（先稀釋於泡澡和淋浴用的中性基劑）。

口　　服 推薦 ★。

吸　　聞 推薦 ★★★，嗅聞、吸入、擴香。

我們之所以喜愛它，是因為……

無論在腸道方面（結腸炎、痙攣）還是神經系統和肌肉層面，都具有強效抗痙攣作用，對於緩解焦慮、胸悶、神經痙攣、心悸非常有效，還能消除疲勞。紓解呼吸道的腫脹充血，

溶解黏液，幫助排出痰液，治療各種咳嗽和支氣管炎。對於淨化空氣和家務清潔工作，西伯利亞冷杉是一款很好用的精油。

特性

- 強效抗痙攣、抗菌和紓解呼吸道腫脹、祛痰。
- 身心平衡。
- 消炎、鎮痛、肌肉放鬆。
- 淨化空氣。

適應症

- 咳嗽發作（呼吸道過敏、百日咳……）、濕咳、乾咳、混合性咳嗽、支氣管炎。
- 腸道痙攣、腹痛、神經性痙攣（胸悶、心悸、焦慮……）。
- 全身疲憊。
- 落枕、腰痛、全身痠痛、肌肉拉傷、扭傷等。

使用建議

腸道疼痛和痙攣：

塗抹 按摩腹部（以順時針方向），用5滴西伯利亞冷杉精油稀釋於1茶匙昆士蘭堅果油，早、中、晚或當疼痛發作時塗抹於腹部，持續**3**～**7**天。若是兒童，如上方式，但只需**2**滴精油。

淨化空氣：

擴香 **10**～**20**滴西伯利亞冷杉精油，每次**15**分鐘，每天**3**次。

肌肉攣縮：

按摩 會疼痛的部位，用**5**滴西伯利亞冷杉精油稀釋於**1**湯匙山金車浸泡油，持續**8**～**10**天。

其他可能的用法

具有超強的消毒淨化效果，是家務清潔工作的高效利器！

家事配方

在洗滌水裡（盆子、拖把桶）加10滴西伯利亞冷杉精油，用於拖地或清潔物品的表面。

禁忌症和注意事項

- 關於孕婦或哺乳期婦女以及過敏的注意事項，請參閱引言。

- 西伯利亞冷杉精油必須在使用前稀釋（與植物油等量調合）才能塗抹於皮膚。
- 不適用於腎功能不全或有腎功能低落病史的人。

49 冬季香薄荷 *Satureja montana*

主要適應症

- 任何感染
- 嚴重疲勞、免疫力低下

科　　別：唇形科

產　　地：地中海地區、近東、北歐

萃取部位：開花之全株藥草

氣味類型：強烈、持久、新鮮又帶辛香味

可能的用法

塗抹皮膚 推薦，使用前需稀釋1～3%。

泡　　澡 不建議。

口　　服 推薦，但需謹慎。

吸　　聞 不建議。

我們之所以喜愛它，是因為……

冬季香薄荷精油在抗感染方面的特性極強，能處理各種感染，特別是呼吸道、支氣管、消化系統以及腸道感染。在腹瀉時有收斂作用。它還有激勵免疫力和全面的強身效果，能有效提升欲振乏力的天然防禦力：例如在生病後的恢復階段、壓力

大、吸菸的狀況……它具有強效的抗寄生蟲、抗真菌、抗菌和抗病毒作用，可用於處理許多皮膚問題，如疥瘡、癬、黴菌感染、疣、疔瘡和嚴重的痤瘡。

特性

- **重點在抗感染（抗菌、抗病毒、抗黴菌、抗寄生蟲）。**
- **強身和全方位激勵。**
- 增強免疫力。

適應症

- 腸道感染（念珠菌感染、感染性腹瀉）、尿道感染（膀胱炎）、呼吸道感染（鼻竇炎、扁桃腺炎、咽炎、喉炎、支氣管炎）、皮膚感染（黴菌感染、疥瘡、蝨子、疣、疔瘡、膿腫、嚴重痤瘡）。
- 全身疲勞（身體和精神）。
- 增強體力（衰竭、暫時情緒低落、生病後的恢復期或壓力大）和性功能。

使用建議

扁桃腺炎：

口服 1滴冬季香薄荷精油，倒在中性錠片或蜂蜜中服用，每日3回，持續8天。

膀胱炎：

口服 1滴冬季香薄荷精油，倒在中性錠片上服用，每日4回，持續6天。

足底疣：

塗抹 1滴冬季香薄荷精油稀釋於2滴聖約翰草浸泡油，每天2次用棉花棒塗抹疣的患部。

其他可能的用法

它的氣味喚起普羅旺斯的氣息，非常適合用來去除冰箱內持續散發的異味。

除臭配方

倒10滴冬季香薄荷精油在小碟子裡，放在冰箱的隔層。

禁忌症和注意事項

- 關於孕婦或哺乳期婦女以及過敏的注意事項，請參閱引言。
- 冬季香薄荷精油並非沒有毒性，連續使用不應超過2週。口服僅限於成人和青少年。不要直接塗抹未稀釋的純精油在皮膚上，也不建議用於擴香。

- 除非有醫療建議授權，否則請勿用於7歲以下小孩。
- 請勿用於有胃炎、胃潰瘍和十二指腸潰瘍，A、B或C型肝炎或肝功能不全的人。

50 快樂鼠尾草 *Salvia sclarea*

主要適應症

- 月經失調
- 女性不適
- 熱潮紅

科　　別：唇形科

產　　地：法國

萃取部分：開花之全株藥草

氣味類型：綠色調（草本）、溫和、微微的樟腦味

可能的用法

塗抹皮膚 推薦★★★（需稀釋於植物油）。

泡　　澡 推薦★★★（都要先稀釋於泡澡或淋浴用的中性基劑）。

口　　服 推薦★★。

吸　　聞 推薦，少量使用或與其他精油調合。

我們之所以喜愛它，是因為……

它是女性的好朋友，能緩解她們的小病痛：經痛、熱潮紅、性慾低落、陰道乾澀、橘皮組織。

特性

- **類雌激素：**它「模仿」我們自己的雌激素（女性荷爾蒙）。
- 預防過度出汗、減少皮脂分泌過多（皮膚和頭髮的「油脂」）。
- 女性催情。
- 抗憂鬱、鎮靜、調節神經系統。

適應症

- **月經失調：**經痛、閉經、週期不規律、經前症候群。
- **女性的「附帶」問題：**熱潮紅（更年期前期、更年期或非更年期）。
- 過度出汗：手、腳、腋下出汗過多。
- 循環不良的水腫型脂肪囤積。
- 受損的頭髮。

使用建議

月經不適：

塗抹 稀釋**15**滴快樂鼠尾草精油於**10** ml月見草油或琉璃苣油，取調合油數滴，按摩腹部。

塗抹 若是經前症候群，在月經前**7**天的每個早晨塗抹腹部。

塗抹 若是閉經，每天早、晚塗抹腹部，持續**7**天。

若是經痛，在「不舒服」期間，每天早、晚塗抹腹部。

熱潮紅：

口服 1滴快樂鼠尾草精油，倒在中性錠片上服用。每日2～3回，放入嘴裡融化吸收（尤其是晚上，若有夜間盜汗的話）。

過度出汗（腳、手、腋下）：

泡澡 在1湯匙泡澡和淋浴用的中性基劑或牛奶中加入5滴快樂鼠尾草精油。倒入盆中，將手／腳浸泡10分鐘，之後不需沖洗。

塗抹 15滴快樂鼠尾草精油稀釋於10ml荷荷芭油。早晨，在淋浴前20～30分鐘，於腳底和腋下或任何要處理的部位，塗抹3滴調合油。

橘皮組織：

泡澡 以10滴快樂鼠尾草精油和5滴檸檬精油稀釋於1湯匙泡澡和淋浴用的中性基劑或牛奶。倒入已放好熱水的浴缸中，泡澡20分鐘。每兩天泡一次澡，泡完後不需沖洗。

按摩 調合20滴快樂鼠尾草精油＋20滴檸檬精油＋20滴杜松漿果精油以及10ml瓊崖海棠油和20ml昆士蘭堅果油。每天早晨梳洗後，用足夠量的芳香調合油按摩相關的部位，進行20天療程，如有需要可再持續。

其他可能的用法

快樂鼠尾草精油有癒合作用。

癒合配方

若有傷口、抓傷、擦傷，每天1～2次在患部塗抹1滴快樂鼠尾草純精油，無需更多！

禁忌症和注意事項

- 絕對不要將它與鼠尾草精油混淆，後者使用起來更需謹慎，可能具有毒性影響。其使用僅限於醫生處方。反之，快樂鼠尾草精油是非常溫和，無毒性風險。但使用必須適度，不宜長期使用，因為它會影響我們的荷爾蒙。
- 若患有荷爾蒙依賴性癌症（如乳癌、子宮癌）或在這方面有風險（家族病史、復發⋯⋯）的人，不可使用快樂鼠尾草精油。
- 請留意，若「正在使用快樂鼠尾草精油」，要避免喝酒：兩者不得同時使用，因喝太多酒可能會導致消化系統問題，如噁心、嘔吐。
- 不要擅自調整劑量，切勿以為「多用一點」就能更快康復。請遵守建議的用量和使用頻率，以避免任何風險。特別是內服，每次服用量絕不超過**2**滴。

- 如許多具有荷爾蒙作用的精油一樣，禁用於整個孕期，除非在懷孕後期可以用它來促進分娩。哺乳期間應避免使用快樂鼠尾草精油。

51 茶樹 *Melaleuca alternifolia*

主要適應症

- 皮膚問題
- 感染
- 黴菌感染

科　　別：桃金孃科

產　　地：澳洲

萃取部位：葉片

氣味類型：強烈、樟腦味、「醫療環境」的氣味

可能的用法

塗抹皮膚 推薦 ★★★（局部小面積可直接用1～2滴純精油，或與其他精油和植物油調合，使用於大範圍的多次塗抹或敏感肌膚）。

泡　澡 推薦（都要先稀釋於泡澡和淋浴用的中性基劑）。

口　服 推薦 ★★。

吸　聞 推薦 ★★。

我們之所以喜愛它，是因為……

得力於極有效的多功能抗菌作用，茶樹是家庭藥箱的「必

備」精油之一。更重要的是，它顯著的功效與極高的安全性聯手出擊：沒有毒性。無論是處理小傷口還是針對較棘手的感染，都可以安心使用。

特性

- **抗菌、消毒、殺菌、抗真菌、抗病毒。**
- 防蟎、消除疲勞、抗感染、抗寄生蟲、促進傷口癒合、紓解靜脈腫脹及充血、促進排汗（使身體變熱）、增強免疫防禦力、免於放射線危害。
- 增強體力、強化神經。

適應症

- **皮膚感染：**青春痘、膿腫、皮膚和陰道的黴菌感染、割傷、皮膚脫屑、口腔潰瘍、牙齦炎、疱疹（唇部或生殖器）、動物咬傷（狗、蜱……）、蝨子、乾癬、疣、帶狀疱疹。
- **夏季小皮肉傷：**昆蟲叮咬、灼傷、曬傷。
- 泌尿系統感染：膀胱炎。
- 呼吸系統感染：扁桃腺炎、支氣管炎、百日咳和其他咳嗽、流感、中耳炎、鼻咽炎、鼻竇炎。
- 畏寒、痔瘡。

使用建議

皮膚問題：

塗抹 幾滴茶樹純精油於受損皮膚或感染處（若是小面積），或與甜杏仁油（敏感肌膚）調合，或瓊崖海棠油（感染肌膚）（若範圍較大的話）。

髮膜 與椰子油調製髮膜，以防蝨子（另見第128頁「超級醒目薰衣草精油」）。

蝨子：「強效」處理！

塗抹 **25**滴茶樹精油和**25**滴超級醒目薰衣草精油稀釋於**100** ml椰子油。在洗髮前，先將一半的調合油均勻塗抹在濕頭髮上，梳理濕髮後，再將剩餘的調合油倒在頭皮上。接著再一縷一縷的髮線作梳理，從前額開始到脖子，從頭皮到髮尾。完成後，用保鮮膜包覆擰乾的頭髮，靜置**2**小時。沖洗後再用洗髮精洗**2**次，澈底沖洗乾淨。使用去蝨梳，確保清除所有的頭蝨和蝨卵。

7天後重複此護理，以根除可能「倖存」的蝨卵或頭蝨。

感染和所有一般問題：

塗抹 塗抹**2**～**4**滴茶樹純精油在感染的器官部位（喉嚨、胸部、耳朵周圍、鼻竇、膀胱等），或**5**滴茶樹精油稀釋於**1**湯匙植物油（甜杏仁油、昆士蘭堅果油或瓊崖海棠油），用於皮膚更大範圍的塗抹或沿脊椎兩側按摩（消除疲勞）。

泡澡 **10**滴茶樹精油加入**1**湯匙泡澡和淋浴用的中性基劑或牛奶。

口服 **2**滴茶樹純精油，滴在舌下或稀釋於橄欖油、蜂蜜、方糖或中性錠片。視需求而每日口服**1**～**3**回。

吸聞 幾滴茶樹精油，倒在面紙上嗅聞，最好在先用海水鼻用噴霧器清洗鼻腔後進行。

其他可能的用法

茶樹精油是一種很好的家用消毒劑和除臭良品。

大掃除配方

在50ml配有滴頭的深色玻璃瓶中（最好是棕色），倒入1茶匙茶樹精油、1茶匙肉桂精油、1茶匙歐洲赤松精油和4茶匙檸檬精油。使用前搖勻，然後將幾滴複方精油倒在海綿上或直接倒在需要處理的地方（水槽、馬桶等）。若要增強「除臭」效果，可以在小噴霧器中裝滿打掃用的酒精（在超市有一公升裝的，用白醋也一樣有效），加入幾滴以上的複方精油，再噴灑整個房間。

禁忌症和注意事項

- 關於孕婦或哺乳期婦女以及過敏的注意事項，請參閱引言。
- 可以直接塗抹茶樹純精油在皮膚上，但必須是小面積使用，而且不宜過於頻繁或長時間重複使用：每次**2**滴，每天**2**～**3**次，連續使用**3**天——頂多！

52 沉香醇百里香
Thymus vulgaris linaloliferum

主要適應症

- 「難搞的」感染
- 黴菌感染

科　　別：唇形科

產　　地：法國、西班牙

萃取部位：開花之全株藥草

氣味類型：強烈、「如香料般的草本」氣味

可能的用法

塗抹皮膚 推薦 ★★★（局部小面積可直接用1～2滴純精油，或與其他精油和植物油調合，使用於大範圍的多次塗抹或敏感肌膚）。

泡　澡 推薦 ★★★（都要先稀釋於泡澡和淋浴用的中性基劑）。

口　服 推薦 ★★★。

吸　聞 推薦 ★★。

藥局調製 栓劑（呼吸系統問題，特別是嬰兒和小孩）。

我們之所以喜愛它，是因為……

在處理「常見的感染」和「消化問題」有全方位的療效，能夠涵蓋日常生活中最常出現的不舒服症狀，適用於各年齡層和所有狀況。沉香醇百里香精油能在**2**天內治好扁桃腺發炎！

特性

- **抗菌、抗病毒、抗感染。**
- **抗真菌（抗白色念珠菌）。**
- **增強免疫力。**
- 平衡、調和（著重於補身）。

適應症

- **所有難搞、有抗藥性或復發的感染：**
  - **呼吸系統：**扁桃腺炎、支氣管炎、流感、中耳炎、鼻炎、鼻咽炎、鼻竇炎。
  - **口腔：**口腔潰瘍、疱疹、牙齦發炎和出血。
  - **泌尿系統：**膀胱炎、外陰炎、陰道炎、尿道炎、攝護腺炎。
- **黴菌感染。**

使用建議

感染：

擴香 用擴香儀做空間擴香，以淨化空氣，預防流行病。

扁桃腺發炎：

口服 倒**2**滴沉香醇百里香精油在中性錠片上，含在嘴裡融化吸收，每日**3～4**回。

塗抹 在頸部淋巴結處塗抹**2**滴沉香醇百里香精油，每天**5～6**次，持續**2**天。

其他呼吸道感染：

塗抹 用**2**滴沉香醇百里香精油和**5**滴甜杏仁油或杏核桃油調合，塗抹前胸、足弓和後背，每天**3**次，持續**4～5**天（直到痊癒）。

其他感染（尤其是尿道感染）：

口服 倒**2**滴沉香醇百里香精油在方糖或**1**茶匙蜂蜜中，放入嘴裡融化吸收，每日**3～4**回，直到康復。

塗抹 **2**滴沉香醇百里香精油和**10**滴聖約翰草浸泡油調合，調合油塗抹於下腹部，每天**5～6**次，持續**10**天。

口腔感染：

塗抹 **1**滴沉香醇百里香純精油於口腔潰瘍患部或發炎的牙齦，每天**5**次。

皮膚黴菌感染：

塗抹 **3**滴沉香醇百里香精油與**10**滴瓊崖海棠油，每天早、晚塗抹患部，直到痊癒。

消化道黴菌感染：

口服 倒**1**滴沉香醇百里香精油在中性錠片（或**1**小茶匙蜂蜜中），放入嘴裡融化吸收，每日**3**回，為期**20**天。

其他可能的用法

沉香醇百里香精油具有驅蟲作用：可以消滅蛔蟲和蟯蟲。但使用前請先諮詢醫師以獲得正確的診斷。

禁忌症和注意事項

- 關於孕婦或哺乳期婦女以及過敏的注意事項，請參閱引言。

53 側柏醇百里香

Thymus vulgaris thujanoliferum

主要適應症

- 所有的感染
- 嚴重疲勞、免疫力低下
- 肝功能低下

科　　別：唇形科

產　　地：庇里牛斯山、德龍省、普羅旺斯

萃取部位：開花之全株藥草

氣味類型：溫暖、草本

可能的用法

塗抹皮膚 推薦 ★★★（通常會稀釋使用，但若是小傷口，約1元硬幣大小，如疱疹、黴菌感染則可直接使用純精油。用於雷諾式症候群時，可揉搓使用）。

泡　澡 推薦。

口　服 推薦 ★★★★。

吸　聞 推薦（神經疲勞）。

我們之所以喜愛它，是因為……

它比沉香醇百里香精油更「勇猛」，比百里酚百里香更溫和，是使用於浴室的理想選擇。因而幾乎適合全家人使用，並

能成功完成任務：趕走那些討厭的微生物。此外，它的香氣非常宜人，帶有淡淡的木質調餘韻。

特性

- **抗菌、抗病毒、抗真菌，是治療冬季常見疾病的首選之一。**
- 具有鎮痛和消炎作用。
- 其他感染對它也招架不住，尤其是婦科和泌尿系統感染。
- 在疲勞時，具有滋補強身作用，能提振精神而不讓人煩躁，平衡神經系統，並在免疫系統最弱時激勵它。
- 激勵肝臟再生，保護並治療功能不佳的肝臟，促進腸道蠕動。
- 能活化血液循環，特別是四肢末端（手指、腳趾）；對於患有雷諾氏症的人來說，真是個福音！

適應症

- **支氣管炎、感冒、流感、中耳炎、咳嗽、扁桃腺炎、鼻咽炎、扁桃腺發炎、喉炎、咽炎等。**
- 肝功能低下。
- 手指／腳趾冰冷。
- 黴菌感染（皮膚、指甲、香港腳、婦科）。
- 神經疲勞。

- 外陰炎、陰道炎、男性龜頭感染、生殖器病毒疣……甚至是膀胱炎（雖然其他精油可能更適合）。僅限醫療處方。

使用建議

冬季疾病：

口服 **2**滴側柏醇百里香精油，倒在中性錠片上服用，每日**3**回，持續**4**～**8**天。

塗抹 **2**滴側柏醇百里香精油稀釋於**1**茶匙植物油，塗抹於鼻翼、鼻竇、耳朵周圍等感染的部位。

全身疲勞與提升免疫力：

塗抹 **3**滴側柏醇百里香精油稀釋於**10**滴昆士蘭堅果油，每天早上搓揉按摩前胸，從**10**月到**3**月底這段期間，每個月塗抹**8**天。

肝功能低下：

口服 **1**滴側柏醇百里香精油，倒在中性錠片上，隨三餐服用，為期一週。

其他可能的用法

漱口水配方

在口腔炎、感染引起的口腔發炎（疱疹病毒、水痘病毒、性傳染病、黴菌感染……）、沒控制好的糖尿病、口乾或缺乏唾液、耐受度低／過敏、治療（放射治療、化學治療……）等情況下，將2滴側柏醇百里香精油倒入半杯水中，充分攪拌後用作漱口水。若有刺痛感，可先將精油與乳化劑稀釋後再倒入水中。另外，將2滴側柏醇百里香精油稀釋於椰子油，用於局部塗抹。

禁忌症和注意事項

- 不建議用於7歲以下小孩。而7歲以上小孩，只要充分稀釋（因為可能會刺激皮膚），就可以安心用於按摩。
- 關於孕婦或哺乳期婦女以及過敏的注意事項，請參閱引言。

54 百里酚百里香
Thymus vulgaris thymoliferum

主要適應症

- 嚴重的感染和症狀
- 免疫力低下

科　　別：唇形科
產　　地：法國、西班牙、整個地中海地區
萃取部位：開花之全株藥草
氣味類型：強烈、樟腦味、帶有「醫療特性」的氣味

可能的用法

塗抹皮膚 推薦（需以極低濃度稀釋於植物油）。
泡　　澡 不建議。
口　　服 推薦★★★（短期療程）。
吸　　聞 不建議（或少量，與其他精油搭配使用）。

我們之所以喜愛它，是因為……

它超強的抗感染效力能終止「反覆出現」的感染。

特性

- **抗感染：呼吸道、尿道、生殖器、婦科。**
- **增強免疫系統。**
- **防寄生蟲**（尤其是疥瘡）。
- 抗皮膚和消化系統的感染。
- 全身滋補作用。

適應症

- **「複雜」或難以處理的呼吸系統感染：**支氣管炎、鼻竇炎、慢性反覆不止的咳嗽……
- **各種感染**（腸胃炎、反覆腹瀉、「持續」或復發的膀胱炎），請放在第二順位使用（當已嘗試過其他更「溫和」的精油後，但效果不佳時再出動百里酚百里香精油）。

使用建議

傳染病：

口服 **1**滴百里酚百里香精油，滴在中性錠片或**1**小匙橄欖油，或最好是請藥局調製膠囊，每日**6**回，連續**5**天。

非常嚴重的喉嚨痛（扁桃腺炎……）：

漱口 將**1**滴百里酚百里香精油倒入**1/4**杯溫水中，以此漱口整整**30**秒。每小時**1**次，每天最多**4**次，直到疼痛消退。若第二天喉嚨仍有刺痛感，可以繼續使用。

口腔潰瘍：

漱口 將1滴百里酚百里香精油倒入1/4杯溫水中，以此漱口整整30秒。每天3～4次。若有需要，隔天可以繼續使用。

其他可能的用法

百里酚百里香精油能激勵免疫系統，可將1滴精油稀釋於大量的蜂蜜中服用，每天3回，持續5天（若覺得可能「感染了什麼」，就可以白天將此「芳香調味」蜂蜜加入茶或花草茶裡喝）。

禁忌症和注意事項

- 百里酚百里香精油僅限成人和青少年使用。未經醫療建議的孕婦或哺乳期婦女、癲癇患者以及有肝臟問題的人禁止口服。不宜長期使用。其效力和需要謹慎使用的程度，與野馬鬱蘭精油或肉桂精油相似。
- 避免在下午四點以後服用，如同咖啡一樣，可能會干擾睡眠。
- 不要擅自調整劑量，不要以為「多吃點」會更快康復。請遵守建議的使用劑量和頻率，以避免任何風險。特別是口服時，每次服用量絕不超過2滴。

55 完全依蘭 *Cananga odorata*

主要適應症

- 疲勞（各種類型）
- 壓力

科　　別：番荔枝科

產　　地：馬達加斯加

萃取部位：花朵

氣味類型：性感、迷人、甜美

可能的用法

塗抹皮膚 推薦 ★★★（因氣味非常濃郁，請少量並務必稀釋使用，若直接用純精油可能會刺激皮膚）。

泡　澡 推薦 ★★★（都要先稀釋於泡澡或淋浴用的中性基劑）。

口　服 推薦 ★。

吸　聞 推薦 ★★（因氣味濃郁，請少量並與其他精油調合使用）。

我們之所以喜愛它，是因為……

它具有真正的催情特性，並能賦予我們正向美好的能量。

特性

- **全方位激勵：身體、精神、性生活、心理層面。**
- **抗憂鬱、深度放鬆、調和神經**（陰與陽、情緒起伏）。
- 對皮膚和頭髮有補強作用。

適應症

- **性疲勞（男女皆適用）。**
- **各種煩躁不安：壓力、恐慌、睡眠不佳、過度害羞、「神經質爆發」等。**
- 掉髮、脆弱髮質。
- 肌膚失去彈性。

使用建議

催情：

按摩 用**10**滴完全依蘭精油稀釋於足量的椰子油，搓揉下背，並做全身更完整的按摩。

擴香 用**2～3**滴完全依蘭精油與**10**滴其他精油（如真正薰衣草）。

催情和／或減壓：

泡澡 調合**3**滴完全依蘭精油與**10**滴真正薰衣草或甜橙精油，加入**1**湯匙泡澡或淋浴用的中性基劑（或牛奶），倒入熱水中，在浴缸裡泡澡**20**分鐘。

頭髮：

洗髮 加1滴完全依蘭精油在平常使用的洗髮精，可改善油頭皮。

髮膜 將3滴完全依蘭精油加入1湯匙摩洛哥堅果油、椰子油或乳油木果油。

皮膚：

塗抹 調合5滴完全依蘭精油與1瓶護膚霜，每天梳洗後塗抹乾淨的皮膚。

其他可能的用法

在蒸鼻器中加入3滴完全依蘭精油，若沒有蒸鼻器，就將精油加入一碗熱水做「臉部桑拿」。拿毛巾覆蓋頭部，將臉「籠罩」在完全依蘭的蒸氣中。使用後別讓自己暴露於空污。

禁忌症和注意事項

- 關於孕婦或哺乳期婦女以及過敏的注意事項，請參閱引言。
- 若經常使用完全依蘭精油（按摩）或是敏感肌膚的話，最好都用大量的植物油（如摩洛哥堅果油）做低濃度稀釋再使用。

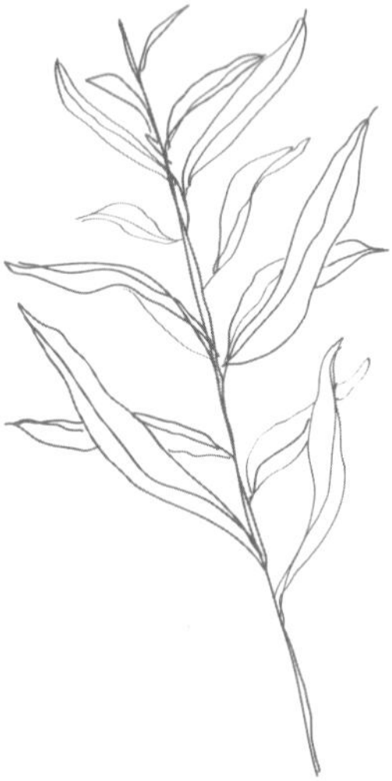

03

Part

植物油的
6個Q&A

01 什麼是植物油？

植物油是從含有大量脂質（脂肪）的油脂植物——例如：堅果、種子、籽、酪梨、橄欖……中萃取的液態油脂。在某些情況下，植物油在室溫（20°C）下可能是固態的，這時我們稱之為「固態植物油」（如椰子油、乳油木果油）。在這種情況下，只需將它放在手心加溫就可以使用，或若需要較多量時就可以用隔水加熱法將它融化為液態植物油。有些植物油稱為「浸泡油」：這些通常是用「中性」植物油（例如葵花籽油或橄欖油），在其中浸泡具有療癒特性的植物。因此，如山金車、金盞菊或聖約翰草都是浸泡油。

02 所有植物油都具有相同特性嗎？

根據它們的脂肪酸和其他組成分子，這些植物油的滲透性、黏稠度、對皮膚和黏膜的的溫和性、抗菌力、滋養度、保護性……各有所長，但都是搭配精油的好用載體。

03 植物油與精油哪裡不一樣？

與精油不同，通常植物油的用量很大。植物油是脂質，而幾乎沒有或只含少量的芳香分子。其實植物油與精油沒有任何關聯，它們來自不同的植物，萃取方式不同，用法也不同。然而除了少數例外（過敏、耐受性低……），使用植物油幾乎沒有任何禁忌。

04 為什麼在芳療配方中幾乎都用相同的植物油？

在芳香療法中，為了處理日常不適（頭痛、咳嗽、壓力……），通常會偏愛使用中性、味道比較淡而不「濃烈」的植物油，因為它主要目的是減低精油的「刺痛感」，並促進其滲透和／或作用。這包括甜杏仁油、荷荷芭油、杏核桃油、榛果油、昆士蘭堅果油、芝麻油……這些植物油也都非常適合用來按摩。有些更具療效、功效強大並很常見的植物油，如摩洛哥堅果油、黑種草油、大麻籽油，因其顯著的療效而最常用於皮膚方面和保養領域，可以搭配精油或單獨使用，但有時單單用植物油就夠了。

05 植物油有哪些用法？

- 清潔皮膚（取代其他產品）。
- 促進皮膚和頭髮再生、使其健康有彈性和滋潤，保護它們免於風吹、寒冷和陽光造成的損傷，或用於保濕、潤滑、舒緩乾燥的黏膜（在前更年期和更年期以及荷爾蒙治療期間都非常有效，例如使用避孕藥時）。
- 滋潤乾燥的嘴唇、鼻子或耳道。

- 稀釋精油以減低其「刺痛感」。
- 延緩或相反地加速精油進入皮膚的速度，還能增強精油的療癒效果。
- 口服使用時，可以幫助精油吸收，而不會灼傷消化道（口腔、食道……所有精油經過的部位）。

06 如何選擇植物油？

最好選擇有機認證的植物油，來自完全有機栽種的種子、果實或植物（或野生栽種），不使用化學肥料、農藥或有害的殺蟲劑。選擇透過冷壓種子或果核（如杏核桃油、甜杏仁油、玫瑰果油）萃取的油或植物浸泡油（如山金車、聖約翰草、金盞菊），這樣可以避免破壞它們的活性成分。當然，不能添加香味、色素或防腐劑！

04

Part

最實用的20種植物油，搭配精油療癒自己

01 杏核桃油（果核）

- 具有抗皺和抗皮膚老化的作用。
- 讓人有好膚色（具有難以察覺的「自動曬黑潤色」效果）。
- 是極佳的助曬油，也是很好的曬後護理油。
- 雖然是從果核萃取，但植物油顏色仍像果實一樣黃／橘。
- 氣味溫和，略帶辛香味。
- 是很好用的按摩油。
- 極易滲透皮膚，所以不會留下油膩感。

02 甜杏仁油

- 讓皮膚變得柔嫩和鎮靜的功效。因此在皮膚敏感或灼傷的狀況下很有幫助。
- 有助於預防妊娠紋。
- 在冬天，要留意防止皮膚乾裂和龜裂。
- 保濕和舒緩的特性。
- 止癢效果。
- 完美的按摩基底油。
- 適合各種類型的皮膚，適用於所有情況。
- 也可以用作皮膚受損部位的加強護理，如手、手肘、腳、身體等。

03 摩洛哥堅果油

- 具有修復和促進再生功能，預防皮膚老化（如因污染、曬太陽……）。
- 可保護皮膚免於氣候變化的傷害（乾燥、風吹、極熱、酷寒）。
- 非常清爽，很容易被皮膚吸收。
- 可用於加強和滋養受損的指甲。
- 非常適合用於乾燥受損的頭髮、捲髮、非洲自然捲髮。

04 山金車浸泡油

- 能舒緩肌肉、關節、韌帶和肌腱的疼痛。
- 有效處理瘀青、撞傷、血腫（前提是沒有傷口）。
- 促進血液循環，因而適用於雙腿沉重、靜脈曲張等症狀。
- 可增添「好氣色」（若臉色蒼白是因為循環不好的話）。
- 對於處理皮膚輕微的敏感、小擦傷、發紅等問題，都有不錯的效果，只要不是創傷，沒有開放性傷口都可以。
- 一旦有疼痛（如撞傷、水腫、瘀青、扭傷、全身痠痛、風濕病……），山金車浸泡油就是按摩的首選。
- **注意：不能**口服，口服有毒性！僅限外用，而且是在沒有開放性傷口的健康皮膚上使用。

05 琉璃苣油

- 促進皮膚再生。

- 對經前症候群和乳房增生的疼痛有緩解作用，因為它可以調節荷爾蒙。
- 真的是一種促進皮膚再生和緊緻護理，有逆齡之效，推薦給更年期前期或更年期的女性。
- 僅限於「小面積」使用。
- 這款植物油的價格略高，但它非常的「對症」（無可替代）。

06 金盞菊浸泡油

- 具有舒緩和滋養的特性。
- 強效消炎和止痛，建議用於各種原因引起的皮膚「痛感」，包括神經炎。它可以舒緩因發炎反應、過敏或非過敏引起的皮膚「腫脹感」：水腫、灼傷等。
- 推薦給敏感肌膚、酒糟性皮膚炎、容易受損的皮膚使用。
- 輕度抗菌和消炎，有助於修復因濕疹、乾癬、刮鬍後紅腫、小傷口、甚至是因褥瘡而受損的皮膚問題。
- 若皮膚或黏膜容易受損或發炎，就用它了。
- 僅限於外用。
- 若需要處理的皮膚範圍較大的話，單獨用它就不太好。最好換另一種油，或與其他植物油（如甜杏仁油）「混摻」使用。

07 瓊崖海棠油

- 因含有強效活性成分，它本身就能發揮療癒力。
- 是一種帶有輔助療癒的載體，能促進血液循環和加強血液流動，用於治療靜脈曲張、痔瘡、淺表性靜脈炎、酒糟性皮膚炎、雙腿沉重。
- 在荷爾蒙波動期間（如排卵期）或有經前症候群時，能紓解下腹的腫脹充血。
- 非常適合運動員及被肌肉、關節、肌腱疼痛所折騰的人。
- 是少數可以推薦用於有傷口或「受傷」皮膚的植物油，因而適用於痘痘、小割傷等。

08 大麻籽油

- 抗紅腫、減少刺激皮膚、超舒緩、促進再生，是很棒的修復和防護保養品。
- 它的強項對處理特殊狀況尤其有效，例如酒糟性皮膚炎和超容易有反應的皮膚、高度敏感、容易紅腫的膚質。
- 耐受性高、滲透力強，適合所有膚質（容易有反應、乾性、熟齡或鬆弛）。它不會堵塞毛孔。
- 請留意，不要與其他大麻萃取物混淆：與植物本身不同，大麻籽油對精神狀態不會產生影響，因為它不含四氫大麻酚（THC，眾多大麻素的其中一種）。
- 與另一種大麻素：大麻二酚（CBD）油不同，大麻籽油僅含有微量的大麻二酚。因而它不具有鎮定作用。

09 椰子油

- 它在皮膚和頭髮上留下一層帶有異國情調香氣的「薄膜」，具有防護和保濕效果。
- 具有舒緩、滋養、補充脂質和保護皮膚免於外界侵害（如風吹、寒冷、海洋和大海的鹹水、游泳池的氯氣……）。
- 它是治療異位性皮膚炎（如濕疹、皮膚脫屑、皮膚乾裂）或乾癬以及防蝨的完美護理油。
- 具有卸妝和清潔作用，因為它可以去除髒污。
- 它可以處理刮鬍後紅腫，請在刮鬍前和刮鬍後塗抹作為護理保養！
- 具有「預防起水泡」功能，因為它可以保護摩擦部位（腳跟、足弓）以及保護腳（適用於健行者、慢跑者、穿新鞋、穿涼鞋……）。
- 具有抗菌作用，可消除汗臭，也可用作牙膏。
- 它是白色的半固態油脂。是很滋養的護理油，使用時先取適量的油，放在手心融化就可以塗抹了。

10 仙人掌籽油

- 如同摩洛哥堅果油一樣，這種保養油對於疲憊、乾燥和失去彈性的皮膚來說是不可或缺的，因為它能恢復皮膚的柔嫩、彈性和緊緻。
- 是針對鬆弛肌膚的S.O.S急救護理，因為它能促進皮膚再生、柔嫩、緊緻並滋養肌膚。

- 有些實驗室提供的是浸泡油而非植物油，「貨真價實」的仙人掌籽油既珍貴又稀少，它是透過冷壓果實的種子萃取而來。需要兩箱**30**公斤的果實才能萃取**30**ml仙人掌籽油！

11 荷荷芭油

- 好用的逆齡植物油。
- 它能抵禦風吹和寒冷的侵襲：在惡劣的環境下對皮膚有不錯的防護性，並在回到更舒適的環境後修復肌膚。
- 適合痘痘肌、油性及混合性膚質，能讓皮膚漸漸「減少油脂」。
- 適用於油性或易斷裂的頭髮。
- 流動性強而穩定性又好，這是荷荷芭油的兩個重要強項！
- 保養神油：完美的多功能保養聖品，適用於皮膚和頭髮。

12 乳油木果油

- 具有滋養、柔嫩、重建和修復功能，使皮膚恢復活力、彈性、緊實和細緻。
- 它還具有舒緩、防護和抗自由基的作用。
- 乳油木果油是處理皮膚極度缺乏滋養、粗糙如「鱷魚皮」的首選。
- 用於處理妊娠紋的護理，無論是預防還是對剛出現的妊娠紋都有效。

- 媽媽愛用，因為它可以保護和治療因哺乳而產生的乳頭龜裂。
- 它是修復乾燥髮質、毛躁或非洲自然捲髮的必備品。
- 若要讓它「軟化」成液態油，可以用隔水加熱法或在手心揉搓後使用。

13 昆士蘭堅果油

- 非常清爽，滲透力超強。塗抹後不會留下油膩感。特別適合用於循環和淋巴系統問題。
- 由於其罕見的成分結構，它對皮膚有特別的重建修復和柔軟效果。
- 非常適合耐受度低的皮膚。
- 推薦用於妊娠紋、乾裂、龜裂、疤痕。
- 是你在遭遇烈日、熱風或寒風、各種氣候變化、乾燥……的好朋友：在進入惡劣環境前，將它塗抹在皮膚和頭髮上。例如在健行、登山、船上……時使用。
- 是成人按摩的完美基底油，因為它具有促進血液循環、滋養和保護的特性。
- 質地延展性好，顏色是深黃至綠色。散發著淡雅的香氣，它的氣味讓人聯想到核桃。

14 聖約翰草浸泡油

- 能舒緩灼傷、曬傷並促進皮膚再生。
- 促進傷口癒合的作用。
- 紓解腫脹充血、消炎及鎮痛效果，適用於止痛按摩，如背部、頸部、經前症候群等。
- 具有防止情緒低落的功效。
- 注意！它有光敏性，因此不要在曝曬前塗抹，而是曬後使用，或確定不會再回到沙灘上曬太陽時塗抹。
- 它的顏色很深（非常暗的紅色），氣味較為強烈，接近橄欖油的味道。
- 當傷口疼痛（例如褥瘡）和／或發炎時，記得使用它。

15 黑種草油

- 具有淨化、防腐、抗菌、消炎、舒緩和促進再生的特性。
- 它是一種特殊的保養油，適合治療、修復、保濕和保護混合性、油性膚質或痘痘肌。
- 有強效抗氧化作用。
- 黑種草油的功效很強而用途廣泛，因為它含有超過一百種成分。
- 它能平衡免疫系統，具有抗過敏特性（甚至可以口服），並能緩解因皮膚問題（如乾癬、濕疹或蕁麻疹）引起的敏感、發癢、刺痛等症狀。

16 榛果油

- 具有超強滲透力，是一種用起來很舒服又完美的「基底油」，特別適合油性和混合性肌膚的護理，這樣的植物油很難得！
- 有助於排水（靜脈和淋巴循環）。
- 對於皮膚發紅，以及細軟、乾燥和受損的頭髮是很好的選擇。
- 它顏色非常黃，質地有點厚重，但比甜杏仁油更清爽。
- 用來按摩頭髮的效果蠻不錯的，可以使頭髮瞬間恢復活力和增加豐盈感，並改善髮尾的質感。
- 適合內服（口服）或按摩。

17 橄欖油

- 主要用於口服以吸收精油。
- 但在外用方面，它對頭髮、手、指甲很好，並能讓皮膚變得更加柔嫩（少少使用即可）。
- 它是烹飪中的首選植物油！在外用方面，其效果類似於作用在細胞層面：極富抗氧化作用，富含多酚，是一種公認而知名的逆齡植物油。
- 外用塗抹時，它濃烈的氣味可能會讓人很快就想到沙拉醬……建議只塗抹於小面積。

18 月見草油

- 出色的逆齡、抗皺和活膚植物油。
- 使肌膚柔嫩並促進皮膚再生。
- 由於特殊的組成分子，特別推薦給有荷爾蒙問題的女性，或**40**歲以上的熟女（針對皺紋、前更年期和更年期）。
- 適用塗抹於「小面積」的皮膚。
- 瓶裝的包裝，用在按摩是最方便的。或有小膠囊包裝，只要刺破再擠出油（也可以口服作為內服治療）。
- 顏色為金黃。
- 月見草油價格稍貴，但具有無與倫比的效果。

19 蓖麻油

- 能強化容易斷裂的脆弱指甲，並使其變硬。
- 它是一種極好的美甲護理油，可以軟化指甲角質層。
- 能加速頭髮、睫毛、眉毛和指甲的生長。
- 儘管質地相對濃稠，它自古以來就是驚為天人的美膚護理油：據說埃及豔后用它來當卸妝油！
- 具有修復性並讓皮膚變得柔嫩，可以淡化黑斑。

20 玫瑰果油

- 促進傷口癒合，是讓疤痕平整、變小、幾乎看不見的「神奇」植物油。
- 有利於血液循環。
- 針對「難以解決的」皮膚問題（皮膚脫屑、濕疹、受損皮膚……），可以優先選擇玫瑰果油。
- 富含逆齡成分，可預防皮膚過早老化、能立即淡化和撫平皺紋。
- 雖是稀有又昂貴的油，但它效果顯著，無可替代。
- 聞起來很「新鮮」，它的顏色有美膚效果讓人有好氣色，質地非常舒服，滲透效果好，讓皮膚看起來更健康有彈性。是**40～45**歲熟女的愛油，沒有之一。

05

Part

純露的
4個必修知識

01 什麼是純露？

純露是透過蒸氣蒸餾各種植物（芳香或非芳香植物）不同的部位而獲得的產品。

它是由氣相冷凝後收集到的液態物質，當其中含有精油（例如矢車菊或金縷梅則不含精油）時，就與精油分離而留下純露。在使用花朵作為蒸餾原料（玫瑰、薰衣草、橙花……）的特定情況下，我們稱之為花的蒸餾水或花水。而使用葉子和植物其他部位蒸餾時，所使用的術語則是純露。不過，在概念上這兩者是一樣的！

純露非常香，因它含有植物的水溶性分子。各種純露的活性成分含量不盡相同，通常在**0.05～0.2%**之間。

請注意：調味水（例如用橙花調味的水）並非純露，它沒有任何天然成分！

純露必須妥善保存，以保留其香氣、療癒和保養特性，並防止因細菌感染而影響皮膚。確實，與「天然」自帶抗菌功能的精油不同，純露主要是由水組成，因而不易保存。

02 純露可以做什麼呢？

這些鮮為人知的「植物水」其實源遠流長。只是因為它含水量很高，使得品質有些不穩定——也就是說，很快就變質，並容易滋生細菌——所以直到最近才以大眾商品的形式普遍出現在市場。然而，你們可能已聽過玫瑰水、矢車菊水和橙花水，這些產品在藥局已銷售很久了。這些「水」是我們的阿嬤會用來舒緩眼睛浮腫和敏感皮膚。作為出色的天然保養品，純露極其溫和（與精油不同），又真的非常有效。使用時沒有任何風險、危險或禁忌，可以「隨意」使用，不僅可以不稀釋直接用在皮膚和頭髮上，也可以與其他保養品調合使用。同樣地，用在烹飪或飲料方面也是如此，因為口服純露也能發揮它獨特的作用。還適合想要很低調地為房間、沙發、窗簾和各式物品除臭並增添香氣，而且氣味不會過重。

03 如何使用純露？

- 視所需的效果使用，可以直接噴純露於皮膚、頭髮以及口腔內。
- 在家中隨意「噗嘶——」噴，例如噴在衣物或各種物品表面上，可以營造一種低調而柔和的香氛環境，又不會損壞家具。
- 可以噴在幼兒的枕頭上，或噴在手帕後放在枕邊。祝小寶貝睡個好覺！
- 浸泡在敷料裡，然後敷在受損皮膚、不舒服、水腫、濕疹或乾癬的部位……或濕敷眼睛。

- 把它當成臉的爽膚水，甚至用於全身（搓揉按摩用）。
- 用於泡澡，不稀釋使用（眼浴），也可以稀釋使用（坐浴、手浴、足浴或全身泡澡）。

04 如何保存純露？

- 裝在泵瓶，以減少純露與空氣接觸。
- 裝在不透光瓶子，以減少光線照射，最好是藍色瓶子，具有防護和折射紫外線的作用。
- 遠離高溫環境，以減少細菌滋生。
- 遵循使用和保存的建議，以保護純露免於可能的微生物污染。

06

Part

日常生活中
最實用的6種純露

這6種純露僅限於成人和3歲以上小孩使用。

01 矢車菊純露

- 能舒緩不舒服和腫脹的眼睛。最好用敷料浸泡，早上起床或晚上使用，整天使用電腦後濕敷眼睛。若有春天過敏、眼睛裡有灰塵或戴隱形眼鏡引起的不適，也可以用純露「清潔」和舒緩眼睛。
- 給臉帶來一股「清爽」之感，緊緻毛孔，調理整個皮膚組織。它還能緩解曬傷，舒緩敏感肌膚。
- 口服並非它的主要用途，也不適合，但可以用來吸聞（儘管它的香氣不特別吸引人）。它可以平息惱怒……和煩躁的心。
- 它主要和流傳已久的功效，確實就是舒緩眼部不適。

02 橙花純露

- 消除疲勞（特別是精神疲勞）、減壓，具有鎮靜和舒緩作用，有助於孩子（及成人）入睡。
- 很好的促進再生效果，特別適合只能承受柔和護理的敏感肌膚。對於不喜歡迷迭香「提神」香氣的人來說，它是讓人舒爽的好選擇。甚至嬰兒的皮膚也能享受其溫和的潔淨、抗緊繃和舒緩的珍貴特性。

- 你可能已在摩洛哥甜橙沙拉和「橙花」口味的米布丁嚐過它的味道，為何不試試在晚上喝菩提花草茶或熱牛奶加橙花純露和一些蜂蜜？這是一種特別讓人感到安心舒適的療癒，幫助人息怒、防止反芻思考又助眠。只要直接在茶中加1茶匙橙花純露，加點蜂蜜帶來甜蜜滋味……真是一種享受啊！
- 也可以直接噴橙花純露在床單、枕頭、窗簾上……，它那細微、有利於睡眠的減壓氣味，比它的大姐姐橙花精油輕盈許多。

03 波旁天竺葵純露

- 對於想要感受有量身定製保養品的人來說，這瓶純露一定要準備起來。
- 強效消炎、止血、癒合和調節作用，有利於恢復「失去的」光澤。若使用蒸臉機，請用波旁天竺葵純露替換儀器水箱裡的水，它會帶來神奇的效果！

  在皮膚上輕輕一噴，能使肌膚比較不油膩、減少暗沈、降低敏感反應，對於舒緩蕁麻疹、敏感肌、蚊蟲叮咬、灼傷、曬傷都無可匹敵。
- 完美的鬍後護理爽膚水，適用於男性和女性。
- 它氣味近似玫瑰，在煩躁不安時能帶來神奇的鎮靜效果，反之則在疲乏無力時能提振精神。

04 金縷梅純露

- 可以舒緩敏感肌膚，減少紅腫、酒糟性皮膚炎等問題。具有淨化和收斂作用，是毛孔粗大、「油光」滿面、油性肌膚的好朋友：每天早晚「撲嘶～撲嘶～」噴一下，將會改變你的皮膚狀況。
- 頭髮也很愛金縷梅純露：它能使頭髮變得不易斷裂、更有光澤、髮尾不那麼乾燥而髮根較不油膩：總之，頭髮會變得更閃閃動人！
- 具有止血和強化靜脈壁的功能，是靜脈的守護天使：噴在沉重的雙腿（並揉搓摩擦）、靜脈曲張或痔瘡患部，可以幫助緩解症狀。
- 自然略帶除臭功能，是美容保養的好夥伴。
- 具有舒緩、抗菌、消炎和止血作用，在處理灼傷、敏感皮膚、擦傷、昆蟲／水母叮咬和小傷口時特別有用。同樣適用於漱口，以緩解牙齦、舌頭的不適。
- 內服可用於靜脈引流治療：每次在一杯水中噴**3**下金縷梅純露，每日喝**3**回。
- 像矢車菊一樣，金縷梅只有萃取純露，卻沒有或很少有精油。

05 真正薰衣草純露

- 具有止痛、消炎、抗菌作用，它本身就是個小護士。非常適合當皮膚有受損、受傷、敏感、擦傷（騎滑板車、自行車、做園藝工作、健行時……）時使用。

- 它具有多功效果，適用於所有「一般」肌膚的「一般」保養，可以消除小瑕疵、淨化、促進癒合。適用於小孩嬌嫩的肌膚，並安撫他們（以及全家人）的神經。這是一款可隨身攜帶、鎮靜、潔淨、舒爽的噴霧。
- 內服時請稀釋在開水裡喝，可以幫助緩解胃灼熱和由壓力引起的消化系統疼痛，如消化道痙攣。
- 它有我們阿嬤衣櫥裡的味道。可以噴在洗淨衣物上增添香味。薰衣草（***lavandula***這個詞源自拉丁語lavare＝洗）。

06 大馬士革玫瑰純露

- 具有舒緩作用，適用於所有負面情緒的症狀（攻擊性、憤怒、憂鬱、沮喪……）。
- 消紅腫、抗過敏、抗皺，促進皮膚再生和深層保濕。
- 抗痙攣、抗菌、舒緩，可稀釋於少量開水服用，以緩解內在緊張感、消化道痙攣，並調節因壓力引起的食慾大增。就像「經典的」玫瑰水一樣，大馬士革玫瑰純露可用於烹飪，例如加入水果沙拉可以增添風味。在一份沙拉裡只要加**1～2**茶匙大馬士革玫瑰純露就綽綽有餘了。
- 它也是一種讓人非常心曠神怡的身體舒爽噴霧，帶有很細緻的香氣，很適合那些不喜歡濃烈氣味的人梳洗後使用。

作者介紹

伊莎貝爾・帕奇歐尼（Isabelle Pacchioni）

伊莎貝爾・帕奇歐尼從小就「泡在」大自然裡，在崇尚天然健康的氛圍中成長，而這一切都要感謝她的媽媽（藥草師）和爸爸（自然療法師）的影響。從那時起，她對植物真切的熱情從未消退。

在**2005**年**9**月創立璞萃（Puressentiel）實驗室：推廣實用又安全的芳香療法，人人都能使用！

她與醫師、藥師、芳療專家和毒理學專家合作，開發出可以天然、安全又有效的產品配方，並在藥局銷售：

- 即用型的天然健康產品系列；
- 芳療專業級系列：植物學和生物化學定義-有機（HEBBD*-BIO）、**100**%單方純天然精油，有機植物油和有機純露；
- 天然與有機的保養品系列。

如今，已有超過**500**項的有效實驗（體內和體外）和耐受性研究，驗證了璞萃產品的效果。

該品牌的首款產品配方已獲得專利：「璞萃淨化（Puressentiel Assainissant），含有**41**種精油的淨化空氣噴霧」。

欲了解更多資訊，請參考其網址：puressentiel.com

在Instagram、Linkedin、Facebook和Twitter上**加入璞萃**，這裡是最大的天然健康社群！**每天都能在這邊找到精油的各種建議和使用小訣竅。**

編註

HEBBD（Huile Essentielle Botaniquement et Biochimiquement Definie）：植物學和生物化學定義的精油。

丹妮兒・費絲緹（Danièle Festy）

丹妮兒・費絲緹曾長期擔任專業藥師。她對精油充滿熱情，是芳療領域的權威專家。她成功推廣許多以精油為本的有效配方和製劑，為全家人提供天然的照護。無論是大人或小孩，都對這些精油配方的效果讚不絕口，並樂於推薦給親友！

她是許多實用芳療書籍的作者，主要是針對大眾讀者群的需求。

回函抽獎

掃描 QR-Code，**填妥線上回函完整資料，即有機會抽中獎品：法國璞萃**-E°12 **晚安解憂精油噴霧** 200 ml」（**價值**NT$1,350）。

★中獎名額：共 5 名。

★活動日期：即日起～2025 年 06 月 06 日止

★公布日期：2025 年 06 月 09 日會以 Email 通知中獎者。中獎者需於 7 日內用 Email 回覆您的購書憑證照片（訂單截圖或發票照片）方能獲得獎品。若 6 月 16 日前未收到回覆，視同放棄。

★一人可抽獎一次。

★本活動限台灣本島寄送，無法寄離島、國外。

★出版社保有最終修改權利。

★贈品介紹

法國璞萃-E°12 **晚安解憂精油噴霧** 200 ml

告別負能量，無憂入眠，只要 4 週，早晨活力度提升 15.8%。實驗證實平均增加 21 分鐘睡眠。

- 適用狀況：失眠難以入睡、工作壓力大、情緒低落。
- 成分：富含舒緩壓力有益的 12 種精油——亞洲玫瑰木、羅馬洋甘菊、絲柏、真正薰衣草、檸檬草、柳橙、馬鬱蘭、橙花、橘、玫瑰草、苦橙葉、檀香精油。
- 使用方法：本商品可噴灑於空間、枕巾或紙巾後置於床頭。
- 注意事項：本品可能會引起皮膚過敏。不要塗在眼睛，皮膚或粘膜上。

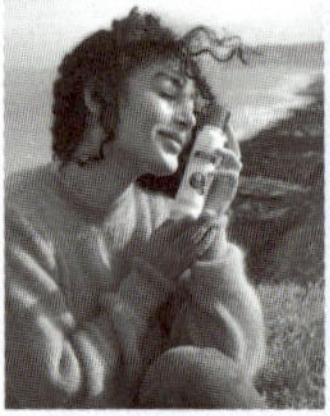

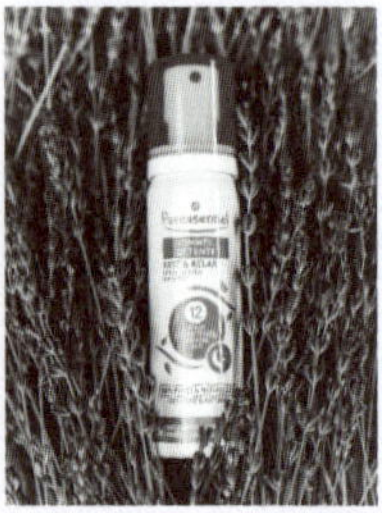

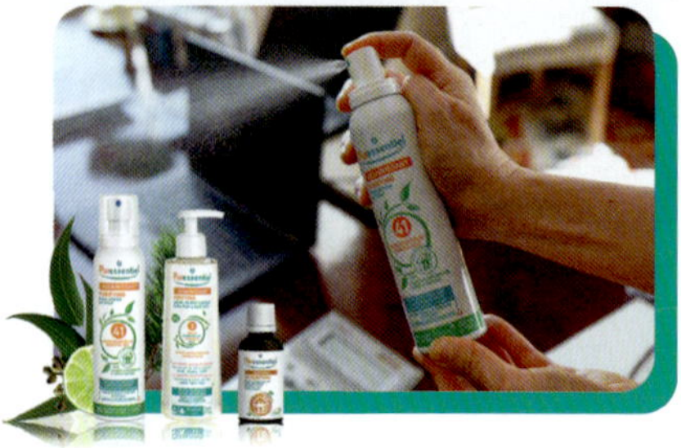

居家神盾 系列

100%植萃配方，守護居家環境

- **空氣防護罩：**幫助維持居家空氣品質，讓呼吸更安心。
- **天然芳香淨化：**散發草本香氣，帶來清新舒適的空間感受。
- **居家清潔幫手：**對抗環境中令人不適因子，提升生活品質。

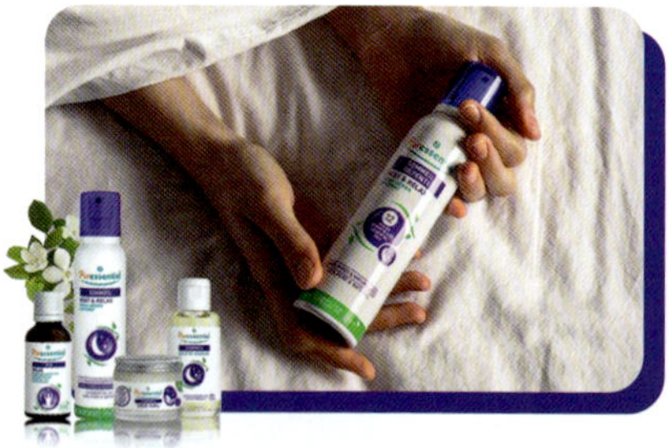

晚安解憂 系列

告別負能量，享受純粹好眠

- **無藥性與依賴性：**天然芳療呵護，安心使用。
- **夜晚更放鬆：**幫助營造舒適的睡眠環境，讓入睡更順暢。
- **喚醒清新感受：**帶來舒適的夜晚，讓早晨神清氣爽。

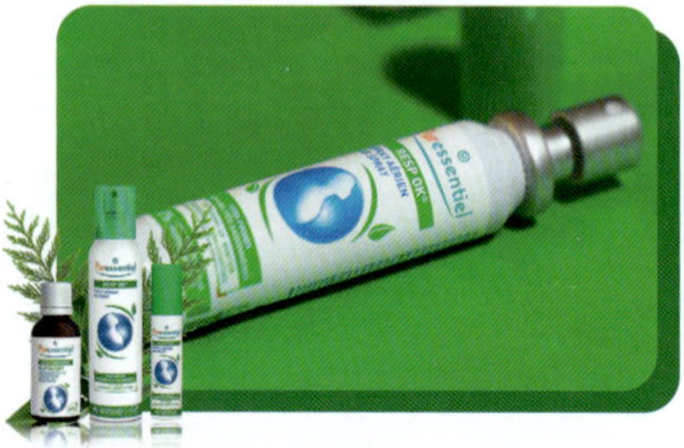

呼吸芬多精 系列

置身大自然，盡情森呼吸

- **清新舒緩：**輕輕一噴，讓空氣瞬間清新，享受自然氣息。
- **換季煩惱：**幫助適應環境變化，還你清新每一刻。
- **天然植物萃取：**不含化學藥物、防腐劑與合成香料。

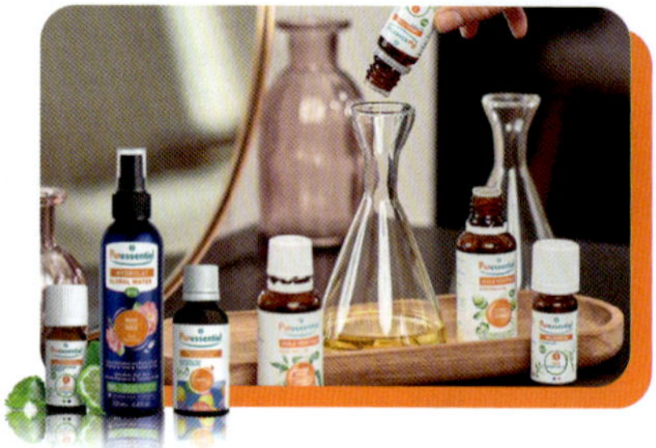

芳療專家 系列

大自然最純粹的力量，從內到外的呵護

- **純淨天然成分：**嚴選優質植萃，無化學添加，全家安心使用。
- **最高標準品質：**每款商品均含完整生產履歷與有機認證。
- **專業調配：**以科學芳療技術，為生活帶來純粹呵護。

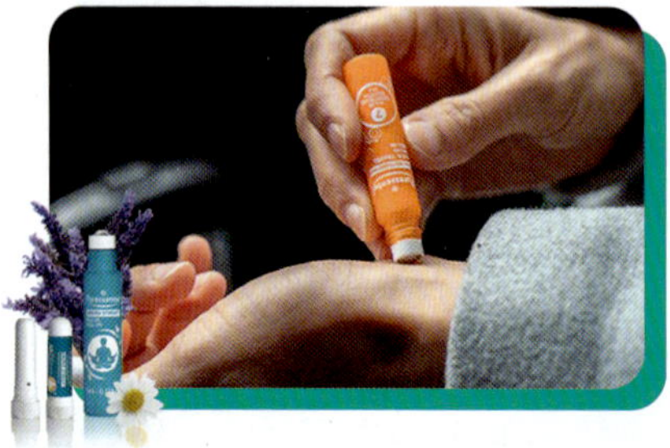

口袋芳療大師 系列

隨時隨地享受芳療，滿足日常需求

- **輕巧設計：**滾珠與呼吸棒設計，隨身擁抱天然芳香。
- **天然植萃配方：**不含染料、合成香料與礦物油，天然好吸收。
- **滿足日常所需：**無論工作、旅遊與考試，隨時守護您的健康。

掃 我
了解更多

總代理
les nez
香鼻子

les nez 香鼻子
@dks3223i
lesnez.tw

加入會員
現領$300

會員福利

- 會員紅利1點=1元。
- 每推薦1位好友回饋$100。
- 需依會員紅利折抵制度使用。
- 凡購買後於官網／社群分享，標記「les nez 香鼻子」並回傳官方LINE帳號可再獲得$100。
- 滿額好禮、專屬生日禮、禮金